高等院校药学类实验系列教材

药物分析实验指导

主　编　王玉华　何春龙

副主编　王焕芸　张　屏　孙丽君

编　者（以姓氏笔画为序）

王玉华　内蒙古医科大学药学院
王焕芸　内蒙古医科大学药学院
曲丽丽　内蒙古医科大学附属医院药剂部
孙丽君　内蒙古医科大学药学院
李　杰　内蒙古医科大学药学院
李树明　内蒙古医科大学药学院
何春龙　内蒙古医科大学药学院
张　屏　内蒙古医科大学药学院
张晓东　内蒙古自治区药品检验研究院
张跃祥　内蒙古医科大学药学院
莎日娜　内蒙古医科大学第二附属医院药学部
郭晶晶　包头医学院药学院

科学出版社

北　京

内 容 简 介

《药物分析实验指导》由长期工作在药物分析教学和科研第一线的教师和科研人员编写，全书共五章，包括基础知识、验证性实验、综合性实验、设计性实验和体内药物分析实验。本教材紧扣药品质量控制中的主要问题，编写中力求体现教材的科学性、先进性、实用性、规范性和启发性。

本教材可供药学类本科、专科学生的药物分析实验教学使用，同时也可以为从事药品生产、研究、检验的有关专业人员提供参考。

图书在版编目（CIP）数据

药物分析实验指导/王玉华，何春龙主编. —北京：科学出版社，2023.8

高等院校药学类实验系列教材

ISBN 978-7-03-076023-4

Ⅰ.①药… Ⅱ.①王… ②何… Ⅲ.①药物分析-实验-医学院校-教材 Ⅳ.① R917-33

中国版本图书馆 CIP 数据核字（2023）第 132436 号

责任编辑：周　园/责任校对：宁辉彩

责任印制：赵　博/封面设计：陈　敬

科学出版社 出版

北京东黄城根北街 16 号

邮政编码：100717

http://www.sciencep.com

北京画中画印刷有限公司 印刷

科学出版社发行　各地新华书店经销

*

2023 年 8 月第　一　版　开本：720×1000　1/16

2023 年 8 月第一次印刷　印张：10　1/2

字数：213 000

定价：45.00 元

（如有印装质量问题，我社负责调换）

前 言

药物分析是高等医药院校药学类专业中实践性和应用性均较强的一门专业课，其实验教学是药物分析课程教学中的重要组成部分，也是整个药学专业教学过程中的重要环节。随着医药事业的蓬勃发展，药物分析实验技术也在不断发展与完善，药物分析实验的教学内容应随之更新和充实。

内蒙古医科大学药物分析课程是内蒙古自治区精品课程，药物分析教学团队是自治区级优秀教学团队。教材充分贯彻党的二十大报告中关于教育、科技、人才是全面建设社会主义现代化国家的基础性、战略性支撑思想，在长期教学实践中，药物分析教学团队积累了丰富的教学经验。此次，团队联合其他兄弟院校和药检单位共同编写了这本《药物分析实验指导》，本教材具有如下特点。

（1）系统性和针对性：本教材中的分析方法主要依据《中华人民共和国药典》（以下简称《中国药典》）（2020 年版），也适当借鉴了国外药典相关标准。考虑到目前药学教育现状及我校实际情况，从系统性和针对性角度精选了 37 个经典实验。系统性和针对性地选择实验项目有助于学生掌握基本操作技术、树立药品质量观念，从而培养学生的思维方法和创新能力。分析样本种类涵盖化学药及其制剂、中药及其制剂、蒙药及其制剂；实验主要内容包括鉴别试验、杂质检查、含量测定、质量标准制订和体内药物分析；分析方法包括容量分析法、紫外 - 可见分光光度法、荧光分光光度法、薄层色谱法、高效液相色谱法、气相色谱法、高效液相色谱 - 质谱联用法等。

（2）前瞻性：本教材的实验类型除验证性实验、综合性实验外，增加了设计性实验和反映学科发展前沿的实验，有利于培养学生分析问题和解决问题的能力。

（3）地区特色性：在分析样品上增加了蒙药材和蒙药成方制剂，体现了地区的办学特色，有利于蒙医药学事业的发展。

本教材由五个部分组成，包括基础知识、验证性实验、综合性实验、设计性实验、体内药物分析实验。通过实验教学，学生可系统学习药物分析常用分析方法的基本原理和操作技能，熟练掌握常用分析仪器使用方法，从而进一步树立起药品质量的观念。

本教材主要依据《中国药典》（2020年版），从中选出较为典型的分析药物及常用分析方法；本教材附录中的指导原则和通则均为《中国药典》（2020年版）收录内容。文中所有化学试液、试纸、缓冲液、指示剂、滴定液的配制方法均参照《中国药典》（2020年版）四部通则“试剂与标准物质”项下所列方法。在各实验的“实验设备、材料及试剂”项下，如果没有对试剂的等级做出说明，所用试剂均为分析纯；实验中用水均为纯化水；实验中所用盐酸、硫酸、硝酸，如未指明浓度，均指浓盐酸、浓硫酸、浓硝酸。

本教材由内蒙古医科大学药物分析教研室及兄弟院校和相关检验单位人员联合编写而成。教材的编写得到科学出版社、内蒙古医科大学和有关单位领导的关怀与支持，在此一并表示衷心感谢！

由于编者的水平和能力有限，书中难免有疏漏之处，恳请广大读者批评指正。

王玉华

2023年3月

目 录

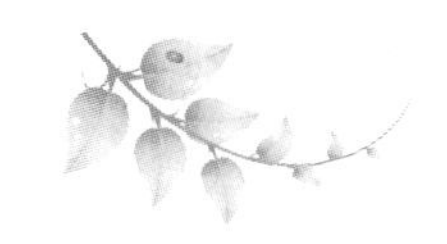

第一章 基础知识

第一节 实验室安全知识培训

进入药物分析实验室的学生或外来工作人员，在进入本实验室前，应向实验室管理人员了解本实验室基本情况，掌握本实验室有关安全知识，懂得应急措施等。

一、实验室基本要求

进入实验室的人员：

1. 必须具备严谨的态度、良好的习惯和安全责任意识。

2. 需向负责老师了解实验室基本情况（①性质、功能、运行情况；②潜在危险；③可能出现的最严重的安全问题）。

3. 必须遵守实验室安全的有关规定。

4. 参加有关部门组织的实验室安全教育及培训。

5. 掌握消防设备的使用方法和设置地点。

6. 了解本实验室的逃生及疏散路线。

7. 离开实验室前，应检查水、电、气、门、窗等是否关闭。

8. 发现楼内任何地方有危害安全的人、事、物等，必须立即向有关人员反映，并做紧急处理。

9. 保持实验室整洁有序、清洁卫生。

10. 禁止在实验室留宿，禁止在实验室吸烟、进食、使用燃烧型蚊香，禁止将废弃试剂、药品，浓酸、浓碱，易燃、易爆、有毒物品倒入下水道及垃圾桶。

11. 在实验室应穿工作服。

二、实验室基本安全知识

（一）实验室人员安全防护知识

1. 进入实验室前，应先熟悉实验室的安全防护要求、实验室常用灭火知识及工具、实验室所在楼层消防设备及逃生通道。

2. 进入实验室要穿工作服，根据需求戴防护镜、手套等；禁止穿短裤、裙子、鞋跟 3cm 以上高跟鞋及拖鞋（实验室特殊要求换穿拖鞋除外）进入实验室。

3. 禁止在实验室进行吸烟、饮食、使用燃烧型蚊香、睡觉等与实验无关的活动；禁止在实验室内堆放与实验无关的物品；禁止把无关人员带入实验室。

4. 保持实验室台面整洁、地面干燥，及时清理废旧物品，保证通道通畅，便于实验室人员进出及在紧急情况下逃生。

5. 不得随意离开正在运行的仪器装置和正在进行的化学反应，不得单独进行危险实验。

（二）实验室门窗安全知识

1. 实验室常开窗通风；开窗后注意窗台物品的稳定，以免被吹落。

2. 门口不要堆放大量物品影响通道。

3. 最后离开实验室的人员注意关好窗、锁好门。

（三）实验室用水安全知识

1. 用水时注意水压的变化；回流、蒸馏时注意接口的牢固程度；加热回流反应不宜过夜。

2. 水龙头或水管漏水、下水道堵塞时，应及时联系修理、疏通。

3. 水槽和排水渠道必须保持畅通，不得在水槽中堆放物品。

4. 不得往下水道倒实验废液（试剂）。

5. 需在无人状态下用水时，要做好预防措施及停水、漏水的应急准备。

（四）实验室用电安全知识

1. 实验室电路容量、插座等应满足仪器设备的功率需求；大功率的用电设备需单独线路供电。

2. 确认仪器设备状态完好后方可接通电源。使用电器时，应保持手部干燥。当手、脚或身体沾湿或站在潮湿的地板时，切勿启动电源开关、触摸通电的电器。

3. 电器应有良好的散热环境，远离热源和可燃物品，确保电器接地、接零良好。存在易燃易爆化学品的场所，应避免产生电火花或静电。

4. 不得擅自拆改电气线路、修理电器；不得乱拉、乱接电线，不准使用闸刀开关、木质配电板和花纹电线等。

5. 发生电器火灾时，首先要切断电源，尽快拉闸断电后再用水或灭火器灭火。在无法断电的情况下应使用干粉、二氧化碳等不导电灭火剂来扑灭火焰。

6. 如发生触电事故，尽快让触电人员脱离电源。应立即关闭电源或拔掉电源插头。若无法及时找到或断开电源，可用干燥的木棒、竹竿等绝缘物挑开电线；不得直接触碰带电物体和触电者的裸露身体。触电者脱离电源后，应迅速将其移到通风干燥的地方仰卧。若触电者呼吸、心搏均停止，应在保持触电者气道通畅的基础上，立即交替进行人工呼吸和胸外按压等急救措施，同时立即拨打急救电话，尽快将触电者送往医院，途中继续进行心肺复苏。

（五）实验室防火安全知识

1. 实验室预防火灾基本操作常识

（1）实验室严禁用明火，定期检查加热设备状态。

（2）严禁在开口容器或密闭体系中加热有机溶剂。

（3）金属钠、钾及其他金属试剂严禁与水接触，反应后及时用醇类处理。

（4）不得在冰箱内储存低沸点溶剂如乙醚、丙酮、石油醚、苯等。

（5）不得在烘箱内存放、烘烤有机物，不能用烘箱直接烘烤丙酮等低沸点溶剂洗过的玻璃仪器。

2. 实验室常用灭火设备　灭火器、灭火毯、沙箱。

3. 灭火方法

（1）在容器中（如烧杯、烧瓶、漏斗等）发生的局部小火，可用石棉网、表面皿或木块等盖灭。

（2）有机溶剂在桌面或地面上蔓延燃烧时，可撒上细沙或用灭火毯扑灭。

（3）钠、钾等金属着火，通常用干燥的细沙覆盖。严禁用水和四氯化碳灭火器灭火，否则会导致猛烈的爆炸，也不能用二氧化碳灭火器。

（4）若衣服着火，立即脱除衣物。一般小火可用湿毛巾、灭火毯等包裹使火熄灭。若火势较大，可就近用水龙头浇灭，也可就地卧倒打滚灭火。

（5）在反应过程中，若因冲料、渗漏、油浴着火等引起反应体系着火时，有效的扑灭方法是用几层灭火毯包住着火部位，隔绝空气使其熄灭，必要时使用灭火器。

（六）实验室常用试剂的使用安全知识

1. 基本知识

（1）存放化学品的场所必须整洁、通风、隔热、安全、远离热源和火源。化学品应密封、分类、合理存放，切勿将不相容的、相互作用会发生剧烈反应的化学品混放。

（2）所有化学品和配制试剂都应贴有明显标签。标签应包括但不限于名称、浓度或纯度、危险警告、责任人或配制人、日期等信息。

（3）实验室应建立并及时更新化学品台账，及时清理无名、废旧化学药品。

（4）易爆品应与易燃品、氧化剂隔离存放，宜存于20℃以下，最好保存在防爆试剂柜、防爆冰箱或经过防爆改造的冰箱内。

（5）腐蚀品应放在防腐蚀试剂柜的下层；或下垫防腐蚀托盘，置于普通试剂柜的下层。

（6）还原剂、有机物等不能与氧化剂、硫酸、硝酸混放。

（7）强酸（尤其是硫酸），不能与强氧化剂的盐类（如高锰酸钾、氯酸钾等）混放；遇酸可产生有害气体的盐类（如氰化钾、硫化钠、亚硝酸钠、氯化钠、亚硫酸钠等）不能与酸混放。

（8）易产生有毒气体（烟雾）或难闻刺激气味的化学品应存放在配有通风吸收装置的试剂柜内。

（9）易水解的药品（如乙酸酐、乙酰氯、二氯亚砜等）不能与水溶液、酸、碱等混放。

（10）卤素（氟、氯、溴、碘）不能与氨、酸及有机物混放。

2. 易燃试剂使用安全知识

（1）易燃液体：乙醚、石油醚、苯、甲苯、甲醇、乙醇、乙酸乙酯、丙酮、乙醛、氯乙烷、二硫化碳等沸点较低、易挥发的试剂，遇明火易燃烧，蒸气与空气的混合物达到一定浓度会发生爆炸。要密封存放在阴凉通风的试剂橱中，远离火种和氧化剂。

（2）易燃固体：硝化棉、萘、樟脑、硫黄、红磷、镁粉、锌粉、铝粉等燃点低，易点燃，其蒸气或粉尘与空气混合达一定程度会激烈燃烧或爆炸。

（3）遇水燃烧物：钾、钠、碳化钙、磷化钙、硅化镁等与水激烈反应，产生可燃性气体并放出大量热。应放在坚固的密闭容器中，存放于阴凉干燥处。少量钠、钾应放在盛煤油的瓶中。

3. 易爆试剂使用安全知识

（1）气体及低沸点溶剂的蒸气与空气混合到一定浓度会引起爆炸，如氢气、乙烯、乙炔、一氧化碳、水煤气和氨气等可燃性气体；乙醚、丙酮、乙酸乙酯、苯、乙醇等可燃性溶剂。

（2）过氧化物、高氯酸盐、叠氮及重氮化物、乙炔银、乙炔铜、三硝基甲苯、硝化甘油、硝化纤维素、苦味酸、雷汞等易爆物质，受震动或受热可能发生爆炸。

（3）强氧化剂（过氧化钠、过氧化钡、过硫酸盐、硝酸盐、高锰酸盐、重铬酸盐、氯酸盐）与还原剂接触易发生爆炸，保存时应跟酸类、易燃物、还原剂分开，存放于阴凉通风处。

4. 剧毒试剂使用安全知识 剧毒试剂包括有毒气体、无机毒品及有机毒品。

（1）常见的有毒气体包括卤素、氢氰酸、氟化氢、溴化氢、氯化氢、二氧化硫、硫化氢、光气、氨、一氧化碳等。

（2）常见无机毒品包括氰化物及氢氰酸、黄磷、铬、镉、砷、铅、汞相关化合物。

（3）常见有机毒品包括烷基化试剂、苯胺及苯胺衍生物、芳香硝基化合物、生物碱等。

剧毒试剂应严格按要求储存及遵守领用规定。

5. 腐蚀性试剂使用安全知识 腐蚀性物质如三氟乙酸、液氮、强酸、强碱、强氧化剂、溴、磷、钠、钾、苯酚、乙酸等会灼伤皮肤，务必戴手套操作，不要让皮肤与之接触，尤其应防止溅入眼中。

6. 金属试剂使用安全知识 金属（钠、钾），金属氢化物（氢化钠、氢化钾、氢化钙、氢化铝锂、硼氢化钠等），氨基钠，烷基金属试剂切忌加入大量水；强路易斯酸和酰氯与水剧烈反应，处理时只能慢慢将其加入水或碱液中。

（七）废旧试剂处理安全知识

应及时清理化学废弃物，遵循兼容相存的原则，用适宜容器分类收集，集中处理，做好标识，按照学校有关规定及时处理。

三、实验室事故处理知识

（一）实验室常备医药箱

1. 医用酒精、碘酒、汞溴红溶液（红药水）、止血粉、创可贴、烫伤膏（或万花油）、1% 硼酸溶液或 2% 乙酸溶液、1% 碳酸氢钠溶液、20% 硫代硫酸钠溶液等。

2. 医用镊子、剪刀，纱布，药棉，绷带等。

（二）化学灼伤及外伤的急救处理

1. 眼睛灼伤或掉进异物，立即用大量水彻底冲洗，急救后立即送往医院检查治疗。实验室内应备有专用洗眼水龙头。

2. 皮肤外伤

（1）酸灼伤：先用大量水冲洗，以免皮肤深度受伤，再用稀碳酸氢钠溶液或稀氨水浸洗，最后用水洗。

（2）碱灼伤：先用大量水冲洗，再用 1% 硼酸溶液或 2% 乙酸溶液浸洗，最后用水洗。

（3）溴灼伤：被溴灼伤后的伤口一般不易愈合，必须严加防范。一旦溴液沾到皮肤上，立即用硫代硫酸钠溶液冲洗，再用大量水冲洗干净，包上消毒纱布后就医。

（4）烫伤：一旦被火焰，蒸汽，红热的玻璃、铁器等烫伤时，立即将伤处用大量水冲淋或浸泡，可在伤处涂些烫伤膏或万花油后包扎送医院治疗。处理时，应尽可能保持水疱皮的完整性，不要撕去受损的皮肤，切勿涂抹有色药物或其他物质（如红药水、酱油、牙膏等），以免影响对创面深度的判断和处理。

（5）割伤：先取出伤口处的玻璃碎屑等异物，用水洗净伤口，挤出一点血，用消毒纱布包扎或贴上创可贴。若严重割伤大量出血，应先止血，用绷带盖住伤口直接施压，立即送医院治疗。

（三）化学试剂中毒应急处理

实验中若出现咽喉灼痛、嘴唇脱色或发绀、胃部痉挛或恶心呕吐、心悸头痛等症状时，则可能系中毒所致。视中毒原因施以不同急救后，立即送医院治疗。

（何春龙　李树明）

第二节　药物分析实验基本要求

药物分析是一门研究和发展药品全面质量控制的学科，它综合运用现代分析分离技术，研究药品性质，制订药品标准，控制药品质量，具有实践性和应用性强的特点。药物分析实验是对理论课程的有力补充，让学生在实践中巩固药物分析鉴别、检查、含量测定的原理与方法，熟悉药品检验程序，具有检验常用药物及制剂的能力；能够从药物结构出发，正确选择分析方法，并进一步根据药品特点解决质量控制中发现的问题，形成初步的研究能力。通过药物分析实验课严谨的实验操作训练，学生要熟练掌握药品质量分析所需的各种技能，包括：各种玻璃仪器的洗涤与正确使用；各种天平的适用范围及规范使用；常用的光谱及色谱仪器的规范使用；药物鉴别、检查、含量测定的实验基本操作方法；药品的称量，溶液的配制、转移、稀释等；熟悉《中国药典》中凡例和通则中的相关内容，能够根据实验要求准备相应的试剂等；进一步强化“量”的概念，熟练掌握试剂、药品浓度的计算及杂质限量、药品含量、制剂标示量百分含量等的计算，并能对分析结果进行正确判断。

同时，还需要加强对学生基本研究能力的培养，包括对于不同的分析样本，能够合理选择分析方法；熟悉药品质量标准制订的基本原则、内容与方法；能够根据质量标准内容合理设计方法学验证的项目，并能够按照实验步骤进行实验，合理分析数据。

为了提高药物分析实验教学质量，学生应达到以下基本要求。

1. 端正学习态度 学生在实验过程中要具备强烈的药品质量观念，端正学习态度，高度重视实验过程，严格训练，努力掌握知识和技术要领，形成严谨的实验作风。

2. 课前认真预习 为了提高实验课的学习效果，保障实验进程的安全高效，课前必须充分预习。实验预习主要包括以下内容。

（1）认真阅读实验教材、课程教材及相关的参考书目，查阅相关的文献资料，包括可能需要的数据、常数、公式及化学反应方程式等，为实验内容做准备。

（2）明确每次实验的目的和要求，弄懂实验原理与操作要点，安排实验进程，预估实验中可能发生的问题及处理方法。

（3）了解实验仪器的结构与使用方法，详细阅读实验室常用仪器的使用规范与注意事项。

（4）熟悉本次实验中所使用试剂的性质及相关安全及环保常识，防止在实验中出现事故。

（5）根据自己对实验的理解，以及上述各项内容，简明扼要地写出实验预习报告，尽可能地以流程图或者简洁的文字形式表示，并根据原始记录的要求设计好原始记录的图表。

（6）对于综合性、设计性实验，学生需要在与指导教师交流的基础上，通过查阅文献，逐步修改并完成实验设计方案，经过指导教师审定后方可实施。

3. 实验严谨 实验严格遵守实验室各项规章制度，穿上实验工作服，在教师的指导下按照要求严谨认真地完成实验。

（1）明确每一步实验的原理与目的，操作过程中胆大、心细、准确、规范；清楚辨别药品及试剂的摆放位置与实验场所，防止药品、试剂取用的交叉污染与浪费。

（2）进入实验室，必须携带实验原始记录本；无原始记录本者不得进行实验；实验过程中不得随意将原始记录写在除原始记录本外的其他任何载体上。

（3）如实、准确、详细地记录实验过程中的每一个步骤、观察到的实验现象、获得的实验数据，并根据所得信息对药品的质量进行合理判断。所得数据及现象均为原始记录，不得随意涂改、编造原始记录，如有记录错误，按照要求进行更正。

（4）按照仪器使用标准操作规程使用各种精密仪器，使用完毕后按要求进行仪器使用登记。

（5）爱护各种实验仪器，小心谨慎地使用各种仪器、设备；实验过程中注意用电、用水等的安全；倾倒或者配制具有挥发性的试剂应在通风橱内完成；使用强酸、强碱时注意戴好手套；必要时戴好护目镜；及时清理实验台面；废液按要求处理回收。

（6）对于实验中出现的问题，要认真思考、寻找原因。对于团队开展的实验，要注重团结协作，在不断分析问题和解决问题的过程中完成实验。

4. 独立完成报告　实验报告是概括实验过程和总结实验结果的重要资料，是将直观的实验现象、原始数据按照实验要求，以理论性较强的文字形式表达的一种方式，是药物分析专业素养训练重要的组成部分，有助于学生形成规范的表达能力和药物分析专业的思维能力，因此要求学生必须按时、认真、独立地完成实验报告。

（何春龙）

第三节　药物分析实验记录与药品检验报告

【目的要求】

1. 掌握药物分析实验记录与药品检验报告书写原则。

2. 熟悉药物分析实验记录、药品检验报告书写细则。

3. 培养学生实事求是、严谨认真的学习态度。

一、药物分析实验记录

实验记录是出具检验报告的依据，是进行科学研究和技术总结的原始资料；为保证药品检验工作的科学性和规范化，检验记录必须做到：记录原始、真实，内容完整、齐全，书写清晰、整洁。

（一）实验记录的基本要求

1. 原始实验记录应采用统一印制的活页记录纸和各类专用检验记录表格，并用蓝黑墨水笔或碳素笔书写（显微绘图可用铅笔）。凡用微机打印的数据与图谱，应剪贴于记录上的适宜处，并有操作者签名；如用热敏纸打印数据，为防止日久褪色难以识别，应以蓝黑墨水笔或碳素笔将主要数据记录于记录纸上。

2. 检验人员在检验前，应注意检品标签与所填检验卡的内容是否相符，逐一查对检品的编号、品名、规格、批号和有效期、生产单位或产地，检验目的和收检日期，以及样品的数量和封装情况等，并将样品的编号与品名记录于检验记录纸上。

3. 实验记录中，应先写明检验的依据。凡按《中国药典》、部颁标准或国外药典检验者，应列出标准名称、版本和页数；凡按送检者所附检验资料或有关文献检验者，应先检查检验资料或有关文献是否符合要求，并将前述有关资料的影印件附于检验记录之后，或标明归档编码。

4. 实验过程中，可按检验顺序依次记录各检验项目，内容包括项目名称，检验日期，操作方法（如系完全按照检验依据中所载方法，可简略扼要叙述；但如稍有修改，则应将改变部分全部记录），实验条件（如实验温度、仪器名称型号和校正情况等），观察到的现象（不要照抄标准，应简要记录检验过程中观察到的真实情况；遇有反常的现象，则应详细记录，并鲜明标出，以便进一步研究），实验数据，计算和结果判断等。各项目均应及时、完整地记录，严禁事后补记或转抄。如发现记录有误，可用单线划去并保持原有的字迹可辨，不得擦抹涂改，并应在修改处签名或盖章，以示负责。检验或实验结果，无论成败（包括必要的复试），均应详细记录、保存。对废弃的数据或失败的实验，应及时分析其可能的原因，并在原始记录上注明。

5. 实验中使用的标准品或对照品，应记录其来源、批号和使用前的处理；用于含量（或效价）测定的，应注明其含量（或效价）和干燥失重（或水分）。

6. 每个检验项目均应写明标准中规定的限度或范围，根据检验结果做出单项结论（符合规定或不符合规定），并签署检验者的姓名。

7. 在整个检验工作完成之后，应将实验记录逐页顺序编号，根据各项检验结果认真填写“检验卡”，并对本检品做出明确的结论。检验人员签名后，经科室主任指定的人员对所采用的标准、内容的完整及计算结果和判断等进行校核并签名；再经室主任审核后，连同检验卡一并送业务技术科（室）审核。

（二）对每个检验项目记录的要求

检验记录中，可按实验的先后，依次记录各检验项目，不强求与标准上的顺序一致。项目名称应按药品标准规范书写，不得采用习惯用语，如将片剂的“重量差异”记成“片重差异”，或将“崩解时限”写成“崩解度”等。最后应对该项目的检验结果给出明确的单项结论。现对一些常见项目的记录内容，提出下述的最低要求（即必不可少的记录内容），检验人员可根据实际情况酌情增加，多记不限。多批号供试品同时进行检验时，如结果相同，可只详细记录一个编号（或批号）的情况，其余编号（或批号）可记为同编号（批号）××× 的情况与结论；遇有结果不同时，则应分别记录。

1. 性状

（1）外观性状：原料药应根据检验中观察到的情况如实描述药品的外观，不可照抄标准上的规定，如标准规定其外观为“白色或类白色的结晶或结晶性粉末”，可依观察结果记录为“白色结晶性粉末”。标准中的臭、味和引湿性（或风化性）等，一般可不予记录，但遇异常时，应详细描述。

制剂应描述供试品的颜色和外形，如本品为白色片；本品为糖衣片，除去糖衣后显白色；本品为无色澄明的液体。外观性状符合规定者，也应做出记录，不可只记录“符合规定”这一结论；对外观异常者（如变色、异臭、潮解、碎片、花斑等）要详细描述。中药材应详细描述药材的外形、大小、色泽、外表面、质地、断面、气味等。

（2）溶解度：一般不作为必须检验的项目，但遇有异常需进行此项检查时，应详细记录供试品的称量、溶剂及其用量、温度和溶解时的情况等。

（3）相对密度：记录采用的方法（比重瓶法或韦氏比重秤法）、测定时的温度、测定值或各项称量数据、计算式与结果。

（4）熔点：记录采用的方法如第 × 法，仪器型号或标准温度计的编号及其校正值，除硅油外的传温液名称，升温速度；供试品的干燥条件，初熔及全熔时的温度（估计读数到 0.1℃），熔融时是否有同时分解或异常的情况等。每一供试品应至少测定 2 次，取其平均值，并加温度计的校正值；遇有异常结果时，可选用正常的同一药品再次进行测定，记录其结果并进行比较，再得出单项结论。

（5）旋光度：记录仪器型号、测定时的温度、供试品的称量及其干燥失重或水分、供试液的配制、旋光管的长度，零点（或停点）和供试液旋光度的测定值各 3 次的读数，以及比旋度的计算等。

（6）折光率：记录仪器型号、温度、校正用物、3 次测定值，取平均值报告。

（7）吸收系数：记录仪器型号与狭缝宽度、供试品的称量（平行实验 2 份）及其干燥失重或水分、溶剂名称与检查结果、供试液的溶解稀释过程、测定波长（必要时应附波长校正和空白吸光度）与吸光度值（或附仪器自动打印记录），以及计算式与结果等。

（8）酸值（皂化值、羟值或碘值）：记录供试品的称量（除酸值外，均应做平行实验 2 份），各种滴定液的名称及其浓度（mo/L），消耗滴定液的体积（ml），空白实验消耗滴定液的体积（ml），计算式与结果。

2. 鉴别

（1）中药材的经验鉴别：如实记录简要的操作方法，鉴别特征的描述，单项结论。

（2）显微鉴别：除用文字详细描述组织特征外，可根据需要用 HB、4H 或 6H 铅笔绘简图或用电子显微镜拍照，并标出各特征组织的名称；必要时可用对照药材进行对比鉴别并记录。对于中药材，必要时可绘出或拍照横（或纵）切面图及粉末的特征组织图，测量其长度，并进行统计；中成药粉末的特征组织图中，应着重描述特殊的组织细胞和含有物，如未能检出某应有药味的特征组织，应注明“未检出 ××”；如检出不应有的某药味，则应画出其显微特征图或拍照，并注明“检出不应有的 ××”。

（3）呈色反应或沉淀反应：记录简要的操作过程、供试品的取用量、所加试剂的名称与用量、反应结果（包括生成物的颜色、气体的产生或异臭、沉淀物的颜色或沉淀物的溶解等）。采用《中国药典》附录中未收载的试液时，应记录其配制方法或出处。多批号供试品同时进行检验时，如结果相同，可只详细记录一个批号的情况，其余批号可记为同编号 ××× 的情况与结论；遇有结果不同时，则应分别记录。

（4）薄层色谱（或纸色谱）：记录室温及湿度、薄层板所用的吸附剂（或层析纸的预处理）、供试品的预处理、供试液与对照液的配制及其点样量、展开剂、展开距离、显色剂、色谱示意图，必要时，计算出 R_f 值。

（5）气（液）相色谱：如为引用检查或含量测定项下所得的色谱数据，记录可以从简，但应注明检查（或含量测定）项记录的页码。

（6）紫外-可见吸收光谱特征：同吸收系数项下的要求。

（7）红外吸收光谱：记录仪器型号、环境温度与湿度、供试品的预处理和试样的制备方法、对照图谱的来源（或对照品的图谱），并附供试品的红外吸收光谱。

（8）离子反应：记录供试品的取样量，简要的实验过程，观察到的现象、结论。

3. 检查

（1）溶液的澄清度与颜色：记录供试品溶液的制备、浊度标准液的级号、标准比色液的色调与色号或所用分光光度计的型号和测定波长，比较（或测定）结果。

（2）氯化物（或硫酸盐）：记录标准溶液的浓度和用量、供试品溶液的制备、比较结果。必要时应记录供试品溶液的前处理方法。

（3）干燥失重：记录分析天平的型号，干燥条件（包括温度、真空度、干燥剂名称、干燥时间等），各次称量（失重为 1% 以上者应平行实验 2 份）及恒重数据（包括空称量瓶重及其恒重值、取样量、干燥后的恒重值）及计算等。

（4）水分

1）费休法：记录实验室的湿度、供试品的称量（平行实验 3 份）、消耗费休试液的体积（ml）、费休试液标定的原始数据（平行实验 3 份）、计算式与结果，以平均值报告。

2）甲苯法：记录供试品的称量、出水量、计算结果，并应注明甲苯用水饱和的过程。

（5）炽灼残渣（或灰分）：记录炽灼温度、空坩埚恒重值、供试品的称量、炽灼后残渣与坩埚的恒重值、计算结果。

（6）重金属（或铁盐）：记录采用的方法、供试品溶液的制备、标准溶液的浓度和用量，比较结果。

（7）砷盐（或硫化物）：记录采用的方法、供试品溶液的制备、标准溶液的浓度和用量，比较结果。

（8）原子吸收分光光度法：记录仪器型号和光源、仪器的工作条件（如波长、狭缝、光源灯电流、火焰类型和火焰状态）、对照溶液与供试品溶液的配制（平行实验各 2 份）、每一溶液各 3 次的测定读数、计算结果。

（9）（片剂或滴丸剂的）重量差异：记录 20 片（或丸）的总重量及其平均片（丸）重、限度范围、每片（丸）的重量、超过限度的片数、结果判断。

（10）崩解时限：记录仪器型号、介质名称和温度、是否加挡板、在规定时限（注明标准中规定的时限）内的崩解或残存情况、结果判断。

（11）含量均匀度：记录供试溶液（必要时，加记对照溶液）的制备方法、仪器型号、测定条件及各测量值、计算结果与判断。

（12）溶出度（或释放度）：记录仪器型号、采用的方法、转速、介质名称及其用量、取样时间、限度（Q）、测得的各项数据（包括供试溶液的稀释倍数和对照溶液的配制），计算结果与判断。

4. 浸出物 记录供试品的称量（平行实验 2 份）、溶剂、蒸发皿的恒重、浸出物重量，计算结果。

5. 含量测定

（1）容量分析法：记录供试品的称量（平行实验 3 份）、简要的操作过程、指示剂的名称、滴定液的名称及其浓度（mol/L）、消耗滴定液的体积（ml）、空白实验的数据、计算结果。采用电位滴定法应记录采用的电极，采用非水滴定法要记录室温，原料药含量测定所用的滴定管与移液管均应记录其校正值。

（2）重量分析法：记录供试品的称量（平行实验 3 份）、简要的操作方法、干燥或灼烧的温度、滤器（或坩埚）的恒重值、沉淀物或残渣的恒重值、计算式与结果。

（3）紫外 - 可见分光光度法：记录仪器型号，检查溶剂是否符合要求、吸收池的配对情况、供试品与对照品的称量（平行实验 3 份）及其溶解和稀释情况，核对供试品液的最大吸收峰波长、狭缝宽度，测定波长及其吸光度值（或附仪器自动打印记录），计算式及结果。必要时应记录仪器的波长校正情况。

（4）气相色谱法：记录仪器型号、检测器及其灵敏度、色谱柱长与内径、柱填料与固定相、载气和流速、柱温、进样口与检测器的温度、内标溶液、供试品的预处理、供试品与对照品的称量（平行实验 2 份）和配制过程、进样量、测定数据、计算式与结果并附色谱图。标准中如规定有系统适用性实验者，应记录该实验的数据（如理论塔板数、分离度、校正因子的相对标准偏差等）。

（5）高效液相色谱法：记录仪器型号、检测波长、色谱柱与柱温、流动相与流速、内标溶液、供试品与对照品的称量（平行实验 2 份）和溶液的配制过程、进样量、测定数据、计算式与结果，并附色谱图。如标准中规定有系统适用性实验者，应记录该实验的数据（如理论塔板数、分离度、校正因子的相对标准偏差等）。

（6）抗生素微生物检定法：应记录实验菌的名称，培养基的编号、批号及其pH，灭菌缓冲液的名称及pH，标准品的来源、批号及其纯度或效价，供试品及标准品的称量（平行实验2份）、溶解及稀释步骤和核对人，高低剂量的设定，抑菌圈测量数据，计算式与结果，可靠性测验与可信限率的计算。

二、药品检验报告

药品检验报告是对药品质量所作的技术鉴定文本，是具有法律效力的技术文件。药检人员应本着严肃负责的态度，根据检验记录，认真填写“检验卡”，经逐级审核后，由药品检验所负责人签发“药品检验报告”。要求做到：依据准确，数据无误，结论明确，文字简洁，书写清晰，格式规范；每一张药品检验报告只针对一个批号。

（一）药品检验报告与检验卡的定义和规范名称

1. 药品检验报告系指药品检验所对外出具对某一药品检验结果的正式凭证。

2. 检验卡系指药品检验所内部留存的检验报告书底稿。

3. 药品检验报告和检验卡均应在“药品检验报告”和“药品检验卡”字样之前冠以药品检验所的全称。进口药品检验报告和检验卡也应在“进口药品检验报告”和“进口药品检验卡”字样之前冠以药品检验所的全称。

（二）药品检验报告书写说明

1. 检品名称 应按药品包装上的品名（中文名或外文名）书写，品名如为商品名，应在商品名之后加括号注明法定名称。

国产药品的法定名，即质量标准规定的名称；进口药品的法定名，按国家药品监督管理局核发的进口药品注册证上的名称书写。

2. 剂型 按检品的实际剂型书写，如片剂、胶囊剂、注射剂等。

3. 规格 按质量标准规定书写，如原料药填“原料药（供口服用）”或“原料药（供注射用）”等；片剂或胶囊剂填“××mg”或“0.×g”等；注射液或滴眼剂填“×ml：××mg”等；软膏剂填“×g：××mg”等；没有规格者填“/”。

国别、厂名、生产单位或产地：“产地”仅适用于药材，其余均按药品包装实样书写。

4. 包装 进口原料药的包装系指与药品接触的包装容器，如“纤维桶”或“铝听”等；国产原料药的包装则指收检样品的包装，如“玻瓶分装”或“塑料袋”等。制剂包装应填药品的最小原包装的包装容器，如“塑料瓶”或“铝塑板及纸盒”等。

5. 批号 按药品包装实样上的批号书写。

6. 有效期 进口药品按药品包装所示书写，国内药品按药品包装所示书写有效期。

7. 注册证号　按国家药品监督管理局核发的进口药品注册证或有关进口药品批文的编号书写。

8. 合同号码　按进口合同上的合同号书写。

9. 报验单位或供样单位　均指检品的直接提供者，应写单位的全称。

10. 报验数量　指检品所代表该批报验药品的总量。

11. 抽样数量或检品数量　均按收到检品的包装数乘以原包装规格填写，如“3瓶 ×50 片 / 瓶”“1 听 ×500g/ 听”等；如系从原包装中抽取一定量的原料药，可书写具体的样品量并加注如“玻瓶分装”等。

12. 检验目的　国内检品书写“抽验”、“委托检验”、“复核检验”、“审核检验”、“仲裁检验”或“出口检验”。

已获国家药品监督管理局核发进口药品注册证或批件的进口药品，填“进口检验”；进口小样检验填“（进口）委托检验”；为申请进口药品注册证而对质量标准进行复核的填“（进口药品质量标准）复核检验”。其中，除“进口检验”发给“进口药品检验报告”外，其余均按国内药品发给“药品检验报告”。

已进入国内市场的进口药品，若属监督抽验，则按国内检品对待。

13. 检验项目　有“全检”、“部分检验”或“单项检验”。“单项检验”应直接填写检验项目名称，如“热原”或“无菌”等。

14. 检验依据　进口药品必须按照国家药品监督管理局颁发的进口药品注册证载明的质量标准检验，并按照进口药品注册证注明标准编号。

国产药品按药品监督管理部门批准的质量标准检验。已成册的质量标准应写明标准名称、版本和部、册等，如《中国药典》（2020 年版）二部。

15. 收检日期　按收到检品的年、月、日书写。

16. 报告日期　为负责人审定签发报告书的日期。

17. 药品检验报告中检验项目的编排与格式　报告中检验项目的编排和格式应与检验卡完全一致

表头之下的首行，横向列出“检验项目”、“标准规定”和“检验结果”三个栏目。

“检验项目”下，按质量标准列出【性状】、【鉴别】、【检查】与【含量测定】等大项目；大项目名称需添加方括号。每一个大项下所包含的具体检验项目名称和排列顺序应按质量标准上的顺序书写。

（三）药品检验报告中各检测项目的书写要求

1. 性状

（1）外观性状：在“标准规定”下，按质量标准内容书写。“检验结果”下，合格的写“符合规定”，必要时可按实况描述；不合格的，应先写出不符合标准规定之处，再加写“不符合规定”。

（2）熔点、比旋度或吸收系数等物理常数：在“标准规定”下，按质量标准内容书写。

在“检验结果”下，写实测数值；不合格的应在数据之后加写“不符合规定”。

2. 鉴别 常由一组实验组成，应将质量标准中鉴别项下的实验序号列在“检验项目”栏下。每一序号之后应加注检验方法简称，如化学反应、薄层色谱、高效液相色谱、紫外光谱、红外光谱、显微特征等。

凡属显色或沉淀反应的，在“标准规定”下写“应呈正反应”；“检验结果”下根据实际情况写“呈正反应”或“不呈正反应，不符合规定”。

若鉴别实验采用分光光度法或薄层色谱法，在“标准规定”下按质量标准内容，用简洁的文字书写；“检验结果”下列出具体数据，或写“与对照图谱一致（或不一致）”或“与对照品相同（或不同）”。

3. 检查

（1）pH、水分、干燥失重、炽灼残渣或相对密度：若质量标准中有明确数值要求的，应在“标准规定”下写出。在“检验结果”下写实测数值（炽灼残渣检查结果小于0.1%时，写“符合规定”）；实测数值超出规定范围时，应在数值之后加写“不符合规定”。

（2）有关物质、硫酸盐、铁盐、重金属、砷盐、铵盐、氯化物、碘化物、澄明度、澄清度、溶液颜色、酸碱度、易炭化物、重量差异、崩解时限、含量均匀度、不溶性微粒、热原、异常毒性、降压物质、过敏实验或无菌：若质量标准中有明确数值要求的，应在“标准规定”下写出；以文字说明为主且不宜用数字或简单的语言确切表达的“标准规定”项目可写“应符合规定”。在“检验结果”下如测得准确数值的，写实测数据，数据不符合标准规定时，应在数据之后加写“不符合规定”；如仅为限度，不能测得准确数值的，则写“符合规定”或“不符合规定”。文字叙述中不得夹入数学符号，如“不得过”不能写成“≤”。

（3）溶出度（或释放度）：在“标准规定”下写出具体限度，如“限度（Q）为标示含量的××%”或“不得低于标示含量的××%”。检验合格的，在“检验结果”下写“符合规定”；如不合格，应列出具体测定数据，并加写“不符合规定”。

（4）微生物限度：检验合格的，在“标准规定”下写“应符合规定”，在“检验结果”下写“符合规定”；检验不合格的，在“标准规定”与“检验结果”下均应写具体内容。

4. 含量测定 在“标准规定”下，按质量标准的内容和格式书写；在“检验结果”下写出相应的实测数值，数值的有效位应与质量标准中的要求一致。

（四）药品检验报告的结论

内容应包括检验依据和检验结论。

1. 国内检品 全检合格，结论写“本品按××× 检验，结果符合规定”。

全检中只要有一项不符合规定，即判为不符合规定；结论写“本品按×××

检验，结果不符合规定”。

如非全项检验，合格的写“本品按 ××× 检验上述项目，结果符合规定”；如有一项不合格时，则写“本品按 ××× 检验上述项目，结果不符合规定”。

2. 进口检验 除应包括检验依据和检验结论外，还应写明是否准予进口。

（五）检验报告底稿的签名

检验者、校核者和各级审核者均应在检验卡（或报告底稿）上签具姓名和经办日期（年、月、日）。

【思考题】

1. 药物分析实验记录的书写原则是什么？
2. 药品检验报告的书写原则是什么？
3. 药物分析实验记录的重要性是什么？从中你能学到什么？

附 1-1：药品检验报告（表 1-1）、检验卡（表 1-2）示例

表 1-1 ×××（单位名称）检验报告

××××××××（受控编号）

报告编号：　　　　　　　　　　第　页共　页

检品名称		规　格	
批　号		包装规格	
标示生产单位或产地		有效期至	
供样单位		检品数量	
委托单位		样品状态	
被抽样单位		检验目的	
检验项目		报告日期	
检验依据			
备　注			
检验项目	检验标准	检验结果	
（以下空白）			
结论：			
批准：	审核：	主检：	

表 1-2　×××（单位名称）检验卡

××××××××（受控编号）

检品编号：　　　　　　　　　　　　　　主检科室：

抽样单编号：（如非空显示该内容）

检品名称		规　　格	
批　　号		包装规格	
标示生产单位或产地		有效期至	
供样单位		检品数量	
委托单位		样品状态	
被抽样单位		留样数量	
检验目的		留样签收	
检验项目		经办人	
检验依据			
收样日期		销账日期	
备　　注			

检验流程	收检员	主检 科室	分检科室/ 主检科室	业务室 审核	授权 签字人
签名及 收到日期					

附 1-2：药物分析实验原始记录（表 1-3）、药物分析实验报告（表 1-4）示例

表 1-3　药物分析实验原始记录

温度（℃）　　相对湿度（%）　　日期：

实验名称	
样品名称	
生产厂家	
样品批号	
实验仪器	
小组成员	
鉴别（记录实验现象或数据）	
项目 1	
项目 2	
检查（记录实验现象或数据）	
项目 1	
项目 2	
含量测定（以容量分析法为例）	
称样量（g）	
V_0、V（ml）	
滴定液浓度（ml）	

表 1-4 药物分析实验报告

实验名称：
实验原理：
实验步骤： 1. 2.
实验结果： 1. 2.
实验结论： 1. 2.
实验讨论： 1. 2.
思考题： 1. 2.

（何春龙 张晓东）

第四节 分析天平的操作规程

【实验目的】

1. 掌握分析天平的使用方法，增量法和减量法称量样品的方法。

2. 了解分析天平对于药物分析实验的重要性。

【实验原理】 天平是药物分析工作中最常使用的仪器之一，用于测定物质的质量。以杠杆原理构成的天平为机械天平；以电磁力平衡原理，直接显示质量读数的天平为电子天平。分析天平用于比较精密的检验工作中的称量，如药品的含量测定、滴定液的标定等。

分析天平可按称量范围和最小分度值分为常量天平（称量和最小分度值分别为 100～200g 和 0.01～1mg）、半微量天平（30～100g 和 1～10μg）、微量天平（3～30g 和 0.1～1μg）和超微量天平（3～5g 和 0.1μg 以下）。

【实验操作】

1. 天平室的要求

（1）天平室应靠近实验室，便于操作，应远离震动源，并防止气流和磁场干扰。

（2）室内要求干燥明亮，光线均匀柔和，阳光不得直射在天平上。

（3）天平室地面不得起灰，墙壁和屋顶平整，不得有脱落物。天平台面应水平而光滑，牢固防震，有合适的高度与宽度。天平室温度应相对稳定，一般控制在 18～26℃，保持恒湿，相对湿度为 65%～75%，室内应备有温、湿度计，一般采用空调调节温度和湿度。天平室电源要求相对稳定，电压变化小。天平室内除存放与称量有关的物品外，不得存放其他物品，不得在天平室内转移具腐蚀性的液体和挥发性固体。

2. 分析天平的使用

（1）使用前的准备

1）天平应置于稳定的工作台上，避免震动、气流及阳光照射。

2）应根据称取物质的量和称量精度的要求，选择适宜的天平。

3）选择好天平后先检查天平的使用记录，检查天平前一次使用情况及天平是否处于正常状态。

4）检查并调整天平至水平位置，应使水平仪气泡至中间位置。

5）如天平处于正常状态，开启天平两侧玻璃门 3～5min，使天平内外温、湿度一致，以免影响天平的稳定性。关闭两侧玻璃门，开启和关闭天平，使天平各部件处于正常位置。

（2）电子分析天平的使用

1）预热：接通电源，打开电源开关及天平开关，预热至少 30min。也可于工作日使天平长期处于预热状态。

2）调整零点：天平预热后，按使用说明调整零点，一般电子天平均装有自动调零按钮，轻轻按动即可自动调零。

3）天平自检：一般电子天平设有自检功能，应按使用说明书进行。天平自检完毕，即可称量。

4）读数：天平自动显示被称物质的重量，等稳定后即可读数并记录。

5）关闭：关闭天平，进行使用登记。

3. 称量操作方法

（1）减量法：将需称量的供试品放入称量瓶中，置于天平秤盘上，称量读数为 W_1，然后取出被称量的供试品，再放入秤盘上记录，读数为 W_2，W_1-W_2 即为称取供试品的重量。减量法称量能够连续称取若干份供试品，节省称量时间。

（2）增量法：将称量瓶或称量纸放入天平秤盘上，清零去皮；将需称量的供试品加入称量瓶或称量纸中，稳定后的读数即为称取供试品的重量。需准确称取供试品时常用增量法。

4. 分析天平的维护与保养

（1）分析天平应按计量部门规定定期校正，并由专人负责维护保养，以保证其处于最佳状态。如果天平出现故障应及时检修，不可带“病”工作。

（2）经常保持天平内部清洁，必要时用软毛刷、绒布或鹿皮拂去天平上的灰尘，也可以用无水乙醇擦净，清洁时注意不得用手直接接触天平零件。

（3）天平内应放置干燥剂，常用变色硅胶，应定期及时更换。

（4）称量重量不得超过天平的最大载荷，以免损坏天平。

（5）电子分析天平，备有小型数据处理机者，其功能较多，不同的型号有所不同，应在详细阅读有关使用说明后方可操作。

（6）若长期不用天平时最好暂时妥善收藏。

【注意事项】

1. 分析天平不要放置在空调器下的台面上。

2. 搬动过的天平必须经过水平校正，并对计量性能检查无误后方可使用。

3. 称量时，尽量不开前门、顶门，应使用侧门，开、关门时动作应轻缓。

4. 称取吸湿性、挥发性、腐蚀性药品时要盛放在密闭的容器中，且应快速称取。注意不要将被称量物洒落在天平秤盘或底板上，称量结束后要及时将被称量物带离天平，以免腐蚀和损坏天平。

5. 同一个实验应在同一台天平上称量，以免产生误差。

6. 电子分析天平不能称量有磁性或带静电的物体。

【思考题】

1. 分析天平的使用原理和方法是什么？

2. 增量法和减量法称量样品的操作步骤是什么？

（何春龙）

第五节　容量仪器的校正

【实验目的】

1. 掌握容量瓶、移液管、滴定管校正的基本原理。

2. 练习容量瓶、移液管、滴定管校正的操作方法。

3. 了解容量仪器校正的意义。

【实验原理】 容量瓶、移液管（吸量管）、滴定管是滴定分析法所用到的主要量器，它们的准确度是定量分析实验测定结果准确度的前提。例如，定量分析结果的准确度要求达到0.1%，那么在测量20ml的容积时，测量结果需要精确到0.02ml。容量器皿的实际容积常因种种原因（如温度的变化、试剂的侵蚀等）与其所标示的容积不完全相符，使用时就会影响分析结果的准确性。因此，在准确度要求高的分析工作中，必须对容量器皿加以校正。常见的几种需要进行校正的情况如下。

1. 由于水的密度随温度的改变而改变的校正　测量容积的基本单位是毫升（ml），即在真空中1g纯水在最大密度的温度4℃（严格地说是3.98℃）时所占的体积。但4℃并不是我们适宜的工作条件，故一般以20℃作为标准。通过表1-5可查询不同温度（℃）时水在真空和空气中的密度。

表 1-5　水在真空和空气中的密度

温度（℃）	$\rho_{真空}$（g/ml）	$\rho_{空气}$（g/ml）
15	0. 999 13	0.997 93
16	0.998 97	0.997 80
17	0.998 80	0.997 66
18	0.998 62	0.997 51
19	0.998 43	0.997 35
20	0.998 23	0.997 18
21	0.998 02	0.997 00
22	0.997 80	0.996 80
23	0.997 57	0.996 60
24	0.997 32	0.996 30
25	0.997 07	0.996 17
26	0.996 81	0.995 93
27	0.996 54	0.995 69
28	0.996 26	0.995 44
29	0.995 97	0.995 18
30	0.995 67	0.994 91

故对容量仪器进行校正时，首先测定容量仪器中所装蒸馏水的重量，并从水的密度表中查出相应温度时的水在空气中的密度，二者之比即为容量仪器的真实容积。真实容积与标示容积的差值即为容量仪器的容积误差（值得注意的是，在参与运算的体积数值中要考虑容积误差）。容积误差在规定的允许范围内时可以忽略；反之，则不可以忽略。

2. 随空气温度改变而发生的玻璃量具容积改变的校准　由下式进行。

$$\Delta V = V_{(t_1-t_2)} \times 0.000\,026$$

式中，0.000 026 是玻璃的体积膨胀系数。

由于玻璃的体积膨胀系数极小，故对体积的改变不大，在一般分析工作中可予忽略，只有在极精密的分析工作中才需要加以校准。

【实验步骤】

1. 容量瓶的校正

（1）盛容量法：将待校正的容量瓶洗净并干燥，取烧杯盛放定量蒸馏水，将蒸馏水和待校正的容量瓶同置天平室中 1h 以上，使温度与室内空气温度一致，记下蒸馏水的温度。先将空的容量瓶连同瓶塞一起称定重量，然后加蒸馏水至刻度（注意不可有水珠留在刻度之上，否则应用滤纸条擦干）。塞上瓶塞，再称定重量，两次重量的差值即为容量瓶中水的重量。用该重量除以水在空气中的密度值（表 1-5），即得容量瓶的真实容积。求真实容积与标示容积的差值，将差值与规定的允许误差范围进行比较，做出结论（符合规定或不符合规定）。容量瓶的允许误差范围见表 1-6。

表 1-6　容量瓶允许的误差范围

标示容积（ml）	允许误差（ml）	
	盛容量法	倾出量法
500	±0.15	±0.30
250	±0.10	±0.20
200	±0.10	±0.20
100	±0.10	±0.20
50	±0.05	±0.20
25	±0.03	±0.06
10	±0.02	±0.04

（2）倾出量法：将待校正的容量瓶洗净，加蒸馏水至刻度（注意不可有水珠留在刻度之上，否则应用滤纸条擦干），取具塞锥形瓶，称定重量，然后将容量瓶中的蒸馏水小心倾入锥形瓶中，再称定重量，两次差值即为容量瓶中水的重量。该重量除以水在空气中的密度值（表 1-5），即得容量瓶的真实容积。求真实容积与标示容积的差值，将差值与规定的允许误差范围进行比较，做出结论（符合规定或不符合规定）。

例如，当 21℃时量瓶中水重 250.00g，由表 1-5 查得 1ml 水在空气中 21℃时重 0.997 00g，由此可得，容量瓶的真实容积为

$$\frac{250.00\text{g}}{0.997\,00\text{g/ml}}=250.75\text{ml}$$

另外，如容量瓶无刻度或与原刻度不符时，应刻上刻度或校正原来的刻度。方法为用纸条沿容量瓶中水的凹面成切线贴成一圆圈，然后倒去水，在纸圈上涂上石蜡，再沿该纸圈在石蜡上刻一圆圈，沿圆圈涂上氢氟酸，使氢氟酸与玻璃接触。2min 后，洗去过量的氢氟酸并除去石蜡，即可见容量瓶上的新刻度。

2. 移液管的校正　取具塞锥形瓶，称定重量，然后取内壁已洗净的移液管，按照移液管的使用方法，吸取蒸馏水至刻度，将蒸馏水放入已称定重量的锥形瓶中，称定重量，记下蒸馏水的温度，从表 1-5 中查出对应温度下水的密度，根据重量与此密度的比值即得到移液管的真实容积。求真实容积与标示容积的差值，

将差值与规定的允许误差范围进行比较，做出结论（符合规定或不符合规定）。移液管的允许误差范围见表1-7。

表1-7 移液管允许的误差范围

体积（ml）	100	50	25	20	10	15	2
允许误差（ml）	±0.08	±0.05	±0.04	±0.03	±0.01	±0.03	±0.006

刻度吸管的校正方法，可按下面滴定管的校正法进行。

3. 滴定管的校正 取具塞锥形瓶，称定重量，然后将待校正的滴定管装入蒸馏水至零刻度处，记下水的温度，从滴定管放出定体积的蒸馏水至锥形瓶中（根据滴定管大小及管径均匀情况，每次可放5ml或10ml），精密读取滴定管读数至小数点后第二位。称定锥形瓶中水的重量，然后再放一定体积的水再称重，每次称取的重量减去前一次称量的重量即为末次放出水的重量。按此方法一段一段进行操作。从表1-5中查出与操作时温度相对应的水在空气中的密度，用放出水的重量除以密度，即得相应刻度段的真实容积。可将各段校正值列表备用。

校正实验每段必须重复两次，每次校正值的误差应小于0.02ml，校正时必须控制滴定管的流速，使每秒钟流出3～4滴，读数必须准确。

根据国家规定，50ml的滴定管允许误差为±0.06ml，25ml滴定管允许误差为±0.05ml。

校正示例：50ml滴定管的校正数据见表1-8。

表1-8 50ml滴定管校正数据

滴定管读数（ml）	读得容积（ml）	瓶＋水（g）	水重（g）	真实容积（ml）	校正数（ml）	总校正数（ml）
0.17		35.41（空瓶）				
10.20	10.03	45.45	10.04	10.07	+0.04	+0.04
20.15	9.95	55.38	9.93	9.96	+0.01	+0.05
30.15	10.01	65.33	9.95	9.98	−0.03	+0.02
40.09	9.93	75.21	9.88	9.91	−0.02	+0.00

注：水的温度21℃，水在空气中的密度0.997 00。

【注意事项】 校正是技术性很强的工作，操作要正确、规范。校正不当和使用不当都是产生容量误差的主要原因，会使其误差可能超过允许误差的范围或者量器本身的固有误差，校正不当的误差将更有害。

1. 待校正的仪器必须用热的铬酸洗液或其他洗涤剂充分清洗。当水面下降（或上升），与器壁接触处形成正常弯月面即可。水面上部器壁不应该挂有水珠。

2. 校正用蒸馏水和待校正容量仪器至少需同时在天平室内放置1h以上，使温度与室内空气温度一致，温度测量应精确至0.1℃。

3. 校正时所用的具塞锥形瓶必须干净，且瓶外须干燥，称量用具塞锥形瓶不得用手直接拿取。滴定管和移液管不必干燥，容量瓶必须干燥后才能校正。

4. 校正滴定管时，充水至最高标线以上约5mm处，然后慢慢将液面调至"0"刻度，全开旋塞，按规定的流出速度（6～10ml/min）让水流出，当液面流至被检分度线上约5mm处时，关好旋塞等待30s，然后在10s内将液面准确地调至被检分度线上。

5. 在开始放水前，滴定管和移液管尖端与外面的水必须除去。

6. 如室温有变化，需在每次放蒸馏水时，记录蒸馏水的温度。

7. 凡使用校正值的，一般每个仪器应校正两次，即做平行实验两次，结果取两次测定值的平均值。

【思考题】

1. 为什么要进行容量仪器校正？导致容量仪器体积不准确的主要因素有哪些？

2. 在开始放蒸馏水前，若滴定管和移液管尖端或外壁挂有水珠，该怎么办？

3. 利用盛容量法进行容量器皿校正时，为何要求水温和室温一致？若两者有轻微差异时，以哪个温度为准？

4. 本实验从滴定管中放出蒸馏水于称量用的锥形瓶中应注意哪些问题？

5. 滴定管中有气泡存在时对滴定有何影响？应如何除去滴定管中的气泡？

（郭晶晶）

第六节　有效数字修约及其运算规则

【实验目的】

1. 掌握有效数字的修约规则。

2. 熟悉有效数字的运算规则。

【基本概念】

1. 有效数字的定义　在分析工作中，分析结果的准确与否，除了与实验过程中的误差控制有关外，还与实验数据的正确记录和运算密切相关。测量所得数据的位数不仅表示测量值的大小，还反映了测量的准确度。

有效数字就是指在分析过程中实际能测量得到的有实际意义的数字。在记录的测量数据中，有效数字包括所有准确数字和一位欠准数字，且最后一位数字的欠准程度通常只能上下相差1单位。例如，50ml滴定管可以准确读到0.1ml，刻度的读数为24.54ml，这位数字中的前三位是准确值，第四位数值因为没有刻度，是估计值，称为可疑数字，其可疑程度为±0.01ml，因此，不能记录成24.5 ml或24.540ml。记录成24.5ml，说明0.01这一位没有准确读数，会影响分析结果的准确性；记录成24.540ml，则说明第5数字为可疑数字，可疑程度为±0.001 ml，与滴定管的实际情况不相符合。

2. 有效数字位数　在测量的准确度范围内，有效数字的位数越多，测量也越准确。但超过测量准确度的范围，过多的位数则毫无意义。因此，要根据测定用仪器的准确度范围正确记录数字位数。有效数字位数的确定是指确定欠准数字的位置。这个位置确定后，其后面的数字均为无效数字。例如，一支 25ml 的滴定管，其最小刻度为 0.1ml，如果滴定管吸取的体积介于 20.9～21.0ml，则需估计一位数字，读出 20.97ml，这个 7 就是个欠准数字，这个位置确定后，其有效位数就是 4，即使其后面还有数字也只是无效数字。（欠准数字的位置可以是十进位的任何位数，用 10^n 表示，n 是整数，如 n=3，10^3=1000；n=−2，10^{-2}=0.01。）

有效数字的位数还与测定的相关误差有直接关系。例如，称得某物重量为 0.5180g，表示该物体的实际重量是 0.5180g±0.0001g，其相对误差为 ±0.02%（±0.0001÷0.5180）；如果少一位有效数字，则表示该物体的实际重量是 0.518g±0.001g，其相对误差为 ±0.2%（±0.001÷0.518），表示后者测量准确度比前者低。

3. 有效位数的确定原则

（1）在没有小数位且以若干个零结尾的数值中，有效位数是指从非零数字最左一位向右数得到的位数减去无效零（即仅为定位用的零）的个数。例如，35000，若有两个无效零，则为三位有效位数，应写作 3.50×10^4；若有三个无效零，则为两位有效位数，应写作 3.5×10^4。

（2）在其他十进位数中，有效数字系指从非零数字最左一位向右数而得到的位数。例如，3.2，0.32，0.032 和 0.0032 均为两位有效位数；0.320 为三位有效位数；10.00 为四位有效位数；12.490 为五位有效位数。

（3）非连续型数值（如个数、分数、倍数、名义浓度或标示量）是没有欠准数字的，其有效位数可视为无限多位。例如，H_2SO_4 中的 2 和 4 是个数；常数 π、e 和系数 $\sqrt{2}$ 等数值的有效位数可视为无限多位；每 1ml ×× 滴定液（0.1mol/L）中的“1”为个数，“0.1”为名义浓度，规格项下的“0.3g”或“1ml”“25mg”中的“0.3”“1”“25”为标示量，其有效位数也为无限多位。在计算中，结果有效位数应根据其他数值的最少有效位数而定。

（4）pH 等对数值，其有效位数是由其小数点后的位数决定的，其整数部分只表示该值的方次。例如，pH=11.26（$[H^+]=5.5\times10^{-12}$mol/L），其有效数字只有两位。

（5）有效数字的首位数字为 8 或 9 时，其有效位数可以多计一位，如 85% 与 115% 都可以看成是三位有效数字；90.0% 与 101.0% 都可以看成是四位有效数字。

（6）“0”在有效数字位数确定中的作用，以实际例子说明如下：

2.0005	5.1025	五位有效数字
0.3000	23.56	四位有效数字
0.0340	1.66×10^{-4}	三位有效数字
0.000 42	0.80%	两位有效数字
0.3	0.005%	一位有效数字

【修约规则】

1. 术语和定义

（1）数值修约：通过省略原数值的最后若干数字，调整所保留的末位数字，使最后所得到的值最接近原数值的过程。经数值修约后的数值为（原数值的）修约值。

（2）修约间隔：修约值的最小数值单位。修约间隔的数值一经确定，修约值即应为该数值的整数倍。

例 1　如指定修约间隔为 0.1，修约值应在 0.1 的整数倍中选取，相当于将数值修约到一位小数。

例 2　如指定修约间隔为 100，修约值应在 100 的整数倍中选取，相当于将数值修约到“百”数位。

2. 数值修约规则

（1）确定修约间隔

1）指定修约间隔为 10^{-n}（n 为正整数），或指明将数值修约到 n 位小数。

2）指定修约间隔为 1，或指明将数值修约到“个”数位。

3）指定修约间隔为 10^{n}（n 为正整数），或指明将数值修约到 10^{n} 数位，或指明将数值修约到“十”“百”“千”……数位。

（2）取舍规则：为了正确表示所得到结果的准确度，为数字的取舍作如下规定。

1）拟舍弃数字的最左一位数字小于 5，则舍去，保留其余各位数字不变。

例 3　将 12.1498 修约到个数位，得 12；将 12.1498 修约到一位小数，得 12.1。

2）拟舍弃数字的最左一位数字大于 5，则进一，即保留数字的末位数字加 1。

例 4　将 1268 修约到“百”数位，得 13×10^{2}（修约间隔明确时，可写为 1300）。

3）拟舍弃数字的最左一位数字是 5，且其后有非 0 数字时进一，即保留数字的末位数字加 1。

例 5　将 10.502 修约到个数位，得 11。

4）拟舍弃数字的最左一位数字为 5，且其后无数字或数字皆为 0 时，若所保留的末位数字为奇数（1，3，5，7，9）则进一，即保留数字的末位数字加 1；若所保留的末位数字为偶数（2，4，6，8，0）则舍去。

例 6　表 1-9 中修约间隔为 0.1（或 10^{-1}）。

表 1-9　数字修约间隔为 0.1（或 10^{-1}）举例

拟修约数值	修约值
1.050	10×10^{-1}（特定场合可写成为 1.0）
0.350	4×10^{-1}（特定场合可写成为 0.4）

例 7　表 1-10 中修约间隔为 1000（或 10^{3}）。

表 1-10 数字修约间隔为 1000（或 10^3）举例

拟修约数值	修约值
2500	2×10^3（特定场合可写成为 2000）
3500	4×10^3（特定场合可写成为 4000）

5）负数修约时，先将它的绝对值按 1)～4）规定进行修约，然后在修约值前加上负号。

例 8 将表 1-11 中数字修约到“十”数位。

表 1-11 数字修约到“十”数位举例

拟修约数值	修约值
-355	-36×10（特定场合可写成为-360）
-325	-32×10（特定场合可写成为-320）

例 9 将表 1-12 中数字修约到三位小数，即修约间隔为 10^{-3}。

表 1-12 数字修约到三位小数举例

拟修约数值	修约值
-0.0365	-36×10^{-3}（特定场合可写成为-0.036）

上述拟修约数字的进舍规则一般简化为“四舍六入五成双”。

（3）不允许连续修约

1）拟修约数字应在确定修约间隔或指定修约位数后一次修约获得结果，不得多次按规则连续修约。

例 10 修约 97.46，修约间隔为 1。

正确的做法：97.46→97。

不正确的做法：97.46→97.5→98。

例 11 修约 15.4546，修约间隔为 1。

正确的做法：15.4546→15。

不正确的做法：15.4546→15.455→15.46→15.5→16。

2）在具体实施中，有时测试与计算部门先将获得数值按指定的修约数位多位或几位报出，而后由其他部门判定。为避免产生连续修约的错误，应按下述步骤进行。

报出数值最右的非零数字为 5 时，应在数值右上角加“+”或“-”或不加符号，分别表明进行过舍、进或未舍未进。例如，$16.50^{(+)}$ 表示实际值大于 16.50，经修约舍弃为 16.50；$16.50^{(-)}$ 表示实际值小于 16.50，经修约进一成为 16.50。

需要对报出值进行修约的，当拟舍弃数字的最左一位数字为 5，且其后无数字或皆为零时，数值右上角有“+”者进一，有“-”者舍去。

例 12 将表 1-13 中数字修约到“个”数位（报出值多留一位至一位小数）。

表 1-13　数字修约"个"数位举例

实测值	报出值	修约值
15.4546	15.5 (-)	15
16.5203	16.5 (+)	17
17.5000	17.5	18
-15.4546	-15.5 (-)	-15
-16.5203	-16.5 (+)	-17

（4）0.5 单位修约与 0.2 单位修约：在对数值进行修约时，若有必要，也可采用 0.5 单位修约或 0.2 单位修约。

1）0.5 单位修约（半个单位修约）：0.5 单位修约是按指定修约间隔对拟修约数值的 0.5 单位进行的修约。

0.5 单位修约方法如下：将拟修约数值 X 乘以 2，按指定修约间隔对 $2X$ 依上述规定修约，所得数值（$2X$ 修约值）再除以 2。

例 13　将表 1-14 中数字修约到"个"数位的 0. 5 单位修约。

表 1-14　数字修约到"个"数位的 0.5 单位修约举例

拟修约数值 X	$2X$	$2X$ 修约值	X 修约值
60.25	120.50	120	60.0
60.38	120.76	121	60.5
60.28	120.56	121	60.5
-60.75	-121.50	-122	-61.0

2）0.2 单位修约：0.2 单位修约是按指定修约间隔对拟修约的数值 0.2 单位进行的修约。

0.2 单位修约方法如下：将拟修约数值 X 乘以 5，按指定修约间隔对 $5X$ 依规则修约，所得数值（$5X$ 修约值）再除以 5。

例 14　将表 1-15 中数字修约到"百"数位的 0.2 单位修约。

表 1-15　数字修约到"百"数位的 0.2 单位修约举例

拟修约数值 X	$5X$	$5X$ 修约值	X 修约值
830	4150	4200	840
842	4210	4200	840
832	4160	4200	840
-930	-4650	-4600	-920

【运算规则】 在进行数学运算时，对加减法和乘除法中有效数字的处理是不同的，规则如下。

1. 数字加减 许多数值相加减时，所得和或差的绝对误差必较任何一个数值的绝对误差大，因此相加减时应以诸数值中绝对误差最大（即欠准数字的数位最大）的数值为准，以确定其他数在运算中保留的数位和决定计算结果的有效数位。

例 15 0.0161+26.44−1.05889=?

以上三个数据中，26.44 是小数点后位数最少者，故应以 26.44 为准。为减少舍入误差，其他数值的修约可以暂时多保留一位，以上三个数字之和为

$$0.016+26.44-1.059=25.397$$

最后对计算结果进行修约，25.397 应只保留两位小数，数字修约成 25.40。

2. 数字乘除 许多数值相乘除时，所得的积或商的相对误差必较任何一个数值的相对误差大，因此相乘除时应以诸数值中相对误差最大（即有效位数最少）的数值为准，确定其他数值在运算中保留的有效位数和决定计算结果的有效位数。

在运算过程中，为减少舍入误差，其他数值的修约可以暂时多保留一位，等运算到结果时，再根据有效位数弃去多余的数字。

例 16 14.131×0.076 54÷0.78=?

以上三个数据中，0.78 的有效位数最少，为两位有效数字。其他个位数值均应暂保留三位有效数字位数进行运算。

14.1×0.0765÷0.78=1.38

1.38 再修约为两位有效数字 1.4。

例 17 计算氧氟沙星（$C_{18}H_{20}FN_3O_4$）的分子量。

原子数的有效位数可视为无限多位，因此可根据各原子量的有效位数对乘积进行定位。而在各乘积的相加中，则按《中国药典》对分子量的数值保留到小数点后两位（百分位）的规定，因此应先将各元素的乘积修约到千分位（小数点后三位）后进行相加，再将结果修约到百分位。

12.011×18+1.007 94×20+18.998 403 2+14.006 747×3+15.999 4×4

=216.198+20.1588+18.998 403 2+42.020 241+63.997 6

=216.198+20.159+18.998+42.020+63.998

= 361.373

= 361.37

【注意事项】

1. 正确记录检测所得数值的位数 根据称量所用分析天平、量取液体溶液所用的量具等的准确度范围确定数字的有效数字位数、检测并记录的数字位数必须与测量的准确度相符合，要记录全部准确数字和一位欠准数字，即有效数字。无论是用何种办法进行计算，必须要遵循有效数字的运算规则，正确计算结果的有

效数字位数。

2. 相关术语

（1）取样量为“约 ××”：指取用量不超过规定量的 ±10%。例如，取约 0.5g 时，可称取 0.45～0.55g。

（2）“称定”（或“量取”）：指称取的重量（或量取的容量）应准确至所取重量（或容量）的百分之一（千分之一天平）。

取用量的精度未作特殊规定时，应根据其数值的有效位数选用与之相应的量具。如规定量取 5ml、5.0ml、5.00ml 时，则应分别选用 5～10ml 的量筒、5～10ml 的刻度吸管或 5ml 的移液管进行量取。

（3）“精密称定”：指称量要准确到所取重量的 0.1%，可用精度为万分之一或以上的分析天平进行称取，有效数字记录至 0.0001g。例如，分别精密称取 5g、500mg、10mg 样品，按 0.1% 的精度要求，这 3 个样品应分别精确到 5mg、0.5mg 和 0.01mg，因此应分别选用万分之一（分度值为 0.1mg）、十万分之一（分度值为 0.01mg）和百万分之一（分度值为 0.001mg）的天平进行称量。

但在实际操作中，当取样量＞0.1g 时，则按精确至 0.1mg 称量，即应选用分度值为 0.1mg 的天平称量；当取样量为 10～100mg 时，则按精确至 0.01mg 称量，即应选用分度值为 0.0lmg 的天平称量；当取样量为 10mg 以下时，则按精确至 0.001mg 称量，即应选用分度值为 0.001mg 的天平称量；但在称量基准物质时，要求＞0.5g 时，按精确至 0.1mg 称量；≤0.5g 时，按精确至 0.01mg 称量。

（4）“精密量取”：指用符合国家标准的移液管吸取溶液，必要时预先对移液管进行校正。

（5）在判定药品质量是否符合规定时有效数字：在判定药品质量是否符合规定之前，应将全部数据根据有效数字和数值修约规则进行运算，并根据《中国药典》（2020 年版）“凡例”和国家标准《数值修约规则与极限数值的表示和判定》（GB/T 8170—2008）中规定的“修约值比较法”将计算结果修约到标准中所规定的有效位数，而后进行判定。

例如，在苯巴比妥干燥失重的测定中，规定干燥失重不得超过 1.0%。如果测定时的取样量为 1.0042g，干燥测定后减失重量为 0.0106g，请判定是否符合规定？

在两个数字中，0.0106 的有效数字位数最少，为三位有效数字，故在计算过程中可暂多保留一位（即保留四位有效数字）进行计算，如下：

$$0.0106 \div 1.004 \times 100.0\% = 1.056\%$$

《中国药典》规定苯巴比妥干燥失重不得过 1.0%，是两位有效数字，故将计算结果 1.056% 修约为 1.1%，本实验的检测结果大于 1.0%，应判定为不符合规定。

【思考题】

1. 什么是有效数字？

2. 有效数字的修约规则是什么？

3. 在运算过程中如何保留数字的有效位数？

4. 如何确定一个数字的有效位数?

5. 有效数字给予你的启示是什么?

（郭晶晶）

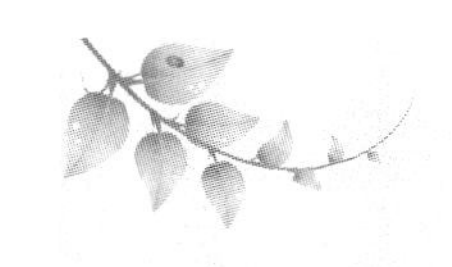

第二章　验证性实验

第一部分　药物的鉴别与检查

实验一　典型化学药物的鉴别

【实验目的】

1. 掌握化学法、光谱法、色谱法的鉴别原理和操作方法。

2. 熟悉原料药与制剂鉴别实验选择的异同点。

3. 了解药物鉴别的意义。

一、巴比妥类药物的鉴别

【实验原理】

1. 铜盐反应　因巴比妥类药物分子中含有1，3-二酰亚胺基团，可互变异构成烯醇型，与铜盐在碱性溶液中作用，产生类似双缩脲的颜色反应。反应后，巴比妥类药物呈紫色或产生紫色沉淀；含硫巴比妥类药物则呈现绿色，用此反应可以区别巴比妥类和含硫巴比妥类药物。

2. 银盐反应　巴比妥类药物的母核环状结构中含有1，3-二酰亚胺基团，可发生酮式-烯醇式互变异构，在水溶液中发生二级电离，故在适当的碱性溶液中生成水溶性的钠盐。遇硝酸银试液首先生成可溶性的一银盐，再加入过量硝酸银试液，则产生难溶性的白色二银盐沉淀。

3. 亚硝酸钠-硫酸反应　含芳环取代基的巴比妥类药物，与亚硝酸钠-硫酸反应后，显橙黄色，随即转为橙红色，其反应原理可能是苯环上的亚硝基化反应。

4. 甲醛-硫酸反应　含芳环取代基的巴比妥类药物，与甲醛-硫酸反应显玫瑰红色。

5. 显微结晶　大部分巴比妥类药物，均可应用显微结晶法鉴别。根据药物本身的晶型或药物与试剂反应产物的晶型进行鉴别。

【实验设备、材料及试剂】

1. 设备　显微镜、分析天平、恒温水浴箱等。

2. 材料　试管、载玻片、盖玻片、量筒、漏斗等。

3. 试剂　苯巴比妥、苯巴比妥钠、硫喷妥钠、吡啶、氢氧化钠试液、铜吡啶试液、碳酸钠试液、硝酸银试液、硫酸、亚硝酸钠、甲醛试液、稀硫酸等。

【实验步骤】

1. 一般鉴别实验

（1）铜盐反应：取苯巴比妥约 50mg，加吡啶溶液（1→10）5ml，溶解后，加铜吡啶试液 1ml，即显紫色或产生紫色沉淀。

取硫喷妥钠约 50mg，加吡啶溶液（1→10）5ml，溶解后，加铜吡啶试液 lml，即显绿色沉淀。

（2）银盐反应：取苯巴比妥或硫喷妥钠约 0.1g，加氢氧化钠试液使之溶解后，加碳酸钠试液 1ml 与水 10ml，振摇 2min，滤过（如不浑浊可不必滤过），溶液中逐滴加入硝酸银试液，即发生白色沉淀，振摇，沉淀即溶解，继续滴加过量的硝酸银试液，沉淀不再溶解。

（3）亚硝酸钠-硫酸反应：取苯巴比妥约 10mg 置于干燥试管中，加硫酸 2 滴与亚硝酸钠约 5mg，混合，即显橙黄色，随即转为橙红色。

（4）甲醛-硫酸反应：取苯巴比妥约 50mg，置试管中，加甲醛试液 1ml，加热煮沸，冷却，沿管壁缓缓加硫酸 0.5ml，使成两液层，置水浴中加热，接界面显玫瑰红色。

2. 显微结晶鉴别　取 3%～5% 的苯巴比妥钠的水溶液 1 滴，滴于载玻片上，在其边缘上加 1 滴稀硫酸，显微镜下观察。苯巴比妥在开始结晶时呈现球状，然后变成花瓣状的结晶。

【注意事项】

1. 一般鉴别实验

（1）铜盐及亚硝酸钠-硫酸反应中，要采用干燥试管。

（2）银盐反应中硝酸银试液的加入应采用逐滴滴加，仔细观察全过程。

（3）甲醛-硫酸反应中，滴加硫酸时要慢，并且沿管壁加入，方能成两液层。然后放入水浴中，静置加热，时间应足够（1～2min），则可得玫瑰红色界面。

2. 显微结晶鉴别　制备显微结晶时，不可用玻璃棒去搅拌液滴，而是用手轻轻地摆动载玻片，使样品液滴和稀硫酸液滴自然汇合。待放置 1～2min 后，出现自然生长的结晶时，再用显微镜观察；结晶析出慢，则晶型好；若无结晶析出，可稍加热浓缩后观察。

【思考题】

1. 巴比妥药物鉴别实验中的银盐反应中可否用氢氧化钠试液来替代碳酸钠试液？（可用实验验证）

2. 采用甲醛-硫酸反应鉴别巴比妥类药物时，如未控制硫酸滴加速度和反应时间，会产生什么现象？为什么？

二、芳香第一胺药物的鉴别

【实验原理】　凡具有芳伯氨基的药物，如盐酸普鲁卡因等，都可以在酸性溶液中与亚硝酸钠溶液发生重氮化反应，再与碱性 β-萘酚偶合产生红色偶氮化合物。

分子中具有潜在芳伯氨基的药物，如对乙酰氨基酚，水解后可得到芳伯氨基，也可发生重氮化偶合反应。

【实验设备、材料及试剂】

1. 设备 恒温水浴箱、分析天平等。

2. 材料 研钵、漏斗、滤纸等。

3. 试剂 对乙酰氨基酚及其胶囊、三氯化铁试液、稀盐酸、0.1mol/L 亚硝酸钠试液、碱性 β-萘酚试液、乙醇等。

【实验步骤】

1. 对乙酰氨基酚的水溶液（取约 0.1g，加水溶解）加三氯化铁试液，即显蓝紫色。

2. 取对乙酰氨基酚约 0.1g，加稀盐酸 5ml，置水浴中加热 40min，放冷；取 0.5ml，滴加 0.1mol/L 亚硝酸钠试液 5 滴，摇匀，加水 3ml 稀释后，加碱性 β-萘酚试液 2ml，振摇，即显红色。

3. 取对乙酰氨基酚胶囊的内容物适量（约相当于对乙酰氨基酚 0.5g），用乙醇 20ml 分次研磨使对乙酰氨基酚溶解，滤过，合并滤液，蒸干，残渣按照 1 和 2 的方法实验，显相同的反应。

【注意事项】 重氮化反应是分子反应，速度较慢，加入 0.1mol/L 亚硝酸钠试液后一定要放置一段时间，待重氮化反应发生后，再加偶合试剂。

【思考题】 芳香第一胺鉴别实验适用于哪些结构的药物？操作中应注意什么？

三、醋酸可的松及其制剂的鉴别

【实验原理】

1. 化学法

（1）与强酸的显色反应：醋酸可的松是甾体激素类药物，能与硫酸、盐酸、磷酸、高氯酸等强酸反应呈色，其中与硫酸呈色应用广泛。反应机制是羰基先质子化形成正碳离子，然后与 HSO_4^- 作用呈色。

（2）羰基的呈色反应：醋酸可的松结构中含有 C_3 位羰基和 C_{20} 位羰基，可以和一些羰基试剂如 2，4-二硝基苯肼、硫酸苯肼、异烟肼等反应，形成黄色的腙而用于鉴别。

2. 高效液相色谱法（HPLC 法） 高效液相色谱法是甾体激素类药物原料和制剂含量测定应用最多的方法，因此，可以同时采用与对照品保留时间对照的鉴别方法。

3. 红外分光光度法 甾体激素类药物结构复杂，有些药物之间结构差异很小，仅靠化学鉴别法难以区别。红外分光光度法特征性强，是本类药物鉴别的可靠手段。

【实验设备、材料及试剂】

1. 设备 恒温水浴箱、紫外检测器、高效液相色谱仪、C_{18} 色谱柱（250mm×4.6mm，5μm）、分析天平、红外光谱仪等。

2. 材料　锥形瓶、容量瓶、分液漏斗、移液管、微孔滤膜等。

3. 试剂　醋酸可的松对照品、醋酸氢化可的松对照品、醋酸可的松、醋酸可的松片、醋酸可的松注射液、甲醇、硫酸苯肼试液、硫酸、三氯甲烷、乙腈等。

【实验步骤】

1. 醋酸可的松

（1）取本品约 0.1mg，加甲醇 1ml 溶解后，加临用新制的硫酸苯肼试液 8ml，在 70℃水溶中加热 15min，即显黄色。

（2）取本品约 2mg，加硫酸 2ml 使溶解，放置 5min，显黄色或微带橙色；加水 10ml 稀释后，颜色即消失，溶液应澄清。

（3）在高效液相色谱仪记录的色谱图中，供试品溶液主峰的保留时间应与对照品溶液主峰的保留时间一致，测定方法如下：

色谱条件与系统适用性实验：用十八烷基硅烷键合硅胶为填充剂；以乙腈-水（36 ∶ 64）为流动相；检测波长为 254nm。取醋酸可的松对照品与醋酸氢化可的松对照品，加乙腈溶解并稀释制成每 lml 中各约含 10μg 的溶液，注入液相色谱仪，记录色谱图，理论塔板数按醋酸可的松峰计算不低于 3500，醋酸可的松峰与醋酸氢化可的松峰的分离度应大于 4.0。

测定法：取醋酸可的松约 50mg，精密称定，加乙腈溶解并定量稀释制成每 1ml 中约含 0.1mg 的溶液，精密量取 20μl 注入液相色谱仪，记录色谱图；另取醋酸可的松对照品，同法测定。

（4）本品的红外光吸收图谱应与对照的图谱一致。

2. 醋酸可的松注射液

（1）取本品 3ml，用三氯甲烷振摇提取 2 次，每次 10ml，分取三氯甲烷液，滤过，滤液置水浴上蒸干，得残渣。一份残渣加甲醇 1ml 溶解后，加临用新制的硫酸苯肼试液 8ml，在 70℃水浴中加热 15min，即显黄色；另一份残渣加硫酸 2ml 使溶解，放置 5min，显黄色或微带橙色；加水 10ml 稀释后，颜色即消失，溶液应澄清。

（2）取本品，摇匀，精密量取适量（约相当于醋酸可的松 50mg），置 50ml 容量瓶中；用乙腈分次洗涤移液管内壁，洗液并入容量瓶中；加乙腈适量，振摇 1h 使醋酸可的松溶解，用乙腈稀释至刻度，摇匀，滤过；精密量取续滤液 5ml，置 50ml 容量瓶中，用乙腈稀释至刻度，摇匀；精密量取，照醋酸可的松项下（3）的方法测定。供试品溶液主峰的保留时间应与对照品溶液主峰的保留时间一致。

3. 醋酸可的松片　取本品细粉适量（约相当于醋酸可的松 60mg），加三氯甲烷 25ml，放置 15min，时时搅拌使醋酸可的松溶解，滤过，滤液置水浴上蒸干，得残渣。

（1）残渣加甲醇 1ml 溶解后，加临用新制的硫酸苯肼试液 8ml，在 70℃水浴中加热 15min，即显黄色。

（2）残渣加硫酸 2ml 使溶解，放置 5min，显黄色或微带橙色；加水 10ml 稀释后，颜色即消失，溶液应澄清。

【注意事项】

1. 流动相和样品溶液必须经过微孔滤膜（0.45μm）滤过。

2. 不同制剂的前处理方法：应根据辅料和附加剂的不同采用适当的方法。

四、维生素C及其制剂的鉴别

【实验原理】

1. 化学法　维生素C化学结构中具有烯二醇结构，具有极强的还原性，与氧化剂硝酸银、二氯靛酚钠、亚甲蓝等发生氧化还原反应。

2. 红外分光光度法　维生素C化学结构中具有烯二醇、内酯、羟基等特征结构，可以用红外图谱进行鉴别。

3. 薄层色谱法　薄层色谱法具有简便、快捷、分离效能良好等特点，特别适用于药物制剂的鉴别。维生素C采用对照品法进行鉴别。

【实验设备、材料及试剂】

1. 设备　紫外线灯、恒温水浴箱、红外光谱仪、分析天平等。

2. 材料　展开缸、硅胶 GF_{254} 薄层板、点样毛细管、试管、量筒等。

3. 试剂　维生素C对照品、维生素C、维生素C片、维生素C注射液、硝酸银试液、二氯靛酚钠试液、乙酸乙酯、甲醇、乙醇、0.1mol/L盐酸溶液、0.05%亚甲蓝乙醇溶液等。

【实验步骤】

1. 维生素C

（1）取本品0.2g，加水10ml溶解后，分成两等份，在一份中加硝酸银试液0.5ml，生成黑色沉淀；在另一份中加二氯靛酚钠试液1～2滴，试液的颜色即消失。

（2）本品的红外光吸收图谱应与对照的图谱一致。

2. 维生素C片

（1）取本品细粉适量（约相当于维生素C 0.2g）加水10ml，振摇使维生素C溶解，滤过，滤液分成两等份，在一份中加硝酸银试液0.5ml，即生成黑色沉淀；在另一份中，加二氯靛酚钠试液1～2滴，试液的颜色即消失。

（2）取本品细粉适量（约相当于维生素C 10mg），加水10ml，振摇使维生素C溶解，滤过，取滤液作为供试品溶液；另取维生素C对照品，加水溶解并稀释制成1ml中约含1mg的溶液，作为对照品溶液。照薄层色谱法，吸取上述两种溶液各2μl，分别点于同一硅胶 GF_{254} 薄层板上，以乙酸乙酯-乙醇-水（5∶4∶1）为展开剂，展开，晾干，立即（1h内）置紫外线灯（254nm）下检视。供试品溶液所显主斑点的位置和颜色应与对照品溶液的主斑点相同。

3. 维生素C注射液

（1）取本品，用水稀释制成1ml中含维生素C 10mg的溶液；取4ml，加0.1mol/L盐酸溶液4ml，混匀，加0.05%亚甲蓝乙醇溶液4滴，置40℃水浴中加热，

3min 内溶液应由深蓝色变为浅蓝色或完全褪色。

（2）取本品，用水稀释制成 1ml 中含维生素 C lmg 的溶液，作为供试品溶液；另取维生素 C 对照品，加水溶解并稀释制成 1ml 中约含 1mg 的溶液，作为对照品溶液。照薄层色谱法，吸取上述两种溶液各 2μl，分别点于同一硅胶 GF_{254} 薄层板上，以乙酸乙酯-乙醇-水（5 ∶ 4 ∶ 1）为展开剂，展开，晾干，立即（1h 内）置紫外线灯（254mm）下检视。供试品溶液所显主斑点的位置和颜色应与对照品溶液的主斑点相同。

【注意事项】

1. 薄层色谱法点样采用微量注射器或点样毛细管进行，在距薄层板底边 2.0cm 处开始，点样应少量多次点于同一原点处，样点直径为 2～4mm（高效薄层板为 1～2mm）。

2. 点间距离一般为 1～2cm（高效薄层板可不小于 5mm）。

3. 薄层色谱法采用倾斜上行法展开，展开剂应浸入薄层板底边 0.5～1cm 深度，切勿将样点浸入展开剂中。

4. 薄层色谱法显色后，应立即检视斑点，并用针头定位，以便记录图谱。

【思考题】 原料药与制剂在鉴别实验选择中有哪些异同点？

（何春龙）

实验二　典型中蒙药材及制剂的鉴别

【实验目的】

1. 掌握中药化学鉴别法、色谱鉴别法的原理与操作方法。

2. 熟悉中药显微鉴别的操作方法。

3. 了解中蒙药鉴别的意义。

【实验原理】 中药的鉴别是鉴定和研究中药品种和质量的项目，包括性状鉴别、显微鉴别、理化鉴别和生物学鉴别等。性状鉴别是对中药的颜色、形状、大小、表面、质地、断面及气味等外观性指标的感官鉴别。显微鉴别是利用显微镜观察中药的内部组织构造、细胞形状及其内含物的特征。理化鉴别是利用中药的某些活性成分或指标成分的理化性质，通过经典的分析方法或现代仪器分析方法达到鉴别的目的。理化鉴别方法包括一般化学鉴别法、升华法、光谱法、色谱法等，其中色谱法由于具有分离分析的双重功能，得到广泛应用。

【实验设备、材料及试剂】

1. 设备　显微镜、恒温水浴箱、紫外检测器、高效液相色谱仪、C_{18} 色谱柱（250mm× 4.6mm，5μm）、超声仪、分析天平等。

2. 材料　展开缸、分液漏斗、回流装置、硅胶 G 薄层板、点样毛细管、容量瓶、微孔滤膜等。

3. 试剂　大黄、六味地黄丸、番泻叶、大山楂丸、栀子及对照药材、板蓝根颗粒、清开灵片、栀子苷对照品、黄芩苷对照品、板蓝根对照药材、精氨酸对照品、亮氨酸对照品、水合氯醛、盐酸、无水硫酸钠、乙醚、氨试液、乙醇、乙酸乙酯、盐酸、丙酮、甲酸、正丁醇、镁粉、茚三酮、甲醇、冰醋酸、10%硫酸乙醇溶液等。

【实验步骤】

1. 显微鉴别法

（1）大黄

1）来源：本品为蓼科植物掌叶大黄 *Rheum palmatum* L.、唐古特大黄 *Rheum tanguticum* Maxim. ex Balf. 或药用大黄 *Rheum offcinale* Baill. 的干燥根和根茎。

2）鉴别法

A. 本品横切面：根木栓层和栓内层大多已除去。韧皮部筛管群明显，薄壁组织发达。形成层成环。木质部射线较密，宽2～4列细胞，内含棕色物；导管非木化，常一至数个相聚，稀疏排列。薄壁细胞含草酸钙簇晶，并含多数淀粉粒。

根茎髓部宽广，其中常见黏液腔，内有红棕色物；异型维管束散在，形成层成环，木质部位于形成层外方，韧皮部位于形成层内方，射线呈星状射出。

B. 本品粉末黄棕色。草酸钙簇晶直径为20～160μm，有的至190μm。具缘纹孔导管、网纹导管、螺纹导管及环纹导管非木化。淀粉粒甚多，单粒类球形或多角形，直径为3～45μm，脐点星状；复粒由2～8分粒组成。

（2）六味地黄丸

鉴别法：取本品，置显微镜下观察：淀粉粒三角状卵形或矩圆形，直径为24～40μm，脐点短缝状或人字状（山药）。不规则分枝状团块无色，遇水合氯醛试液溶化，菌丝无色，直径为4～6μm（茯苓）。薄壁组织灰棕色至黑棕色，细胞多皱缩，内含棕色核状物（熟地黄）。草酸钙簇晶存在于无色薄壁细胞中，有时数个排列成行（牡丹皮）。果皮表皮细胞橙黄色，表面观类多角形，垂周壁连珠状增厚（酒萸肉）。薄壁细胞类圆形，有椭圆形纹孔，集成纹孔群；内皮层细胞垂周壁波状弯曲，较厚，木化，有稀疏细孔沟（泽泻）。

2. 化学鉴别法

（1）番泻叶

1）来源：本品为豆科植物狭叶番泻 *Cassia angustifolia* Vahl 或尖叶番泻 *Cassia acutifolia* Delile. 的干燥小叶。

2）原理：番泻叶主要活性成分为蒽醌类衍生物，该类成分遇碱可发生Borntrager's反应，显红色至紫红色。

3）鉴别法：取本品粉末25mg，加水50ml和盐酸2ml，置水浴中加热15min，放冷，加乙醚40ml，振摇提取，分取醚层，通过无水硫酸钠层脱水，滤过，取滤液5ml，蒸干，放冷，加氨试液5ml，溶液显黄色或橙色，置水浴中加热2min后，变为紫红色。

（2）大山楂丸

1）原理：山楂丸中的山楂为蔷薇科植物山里红 *Crataegus pinnatifida* Bge. var.

major N. E. Br. 或山楂 *Crataegus pinnatifida* Bge. 的干燥成熟果实。主要成分有黄酮类、三萜类和有机酸等，多数黄酮类成分可与盐酸镁粉发生反应而显色，目前认为是生成阳碳离子的缘故。

2）鉴别法：取本品 9g，剪碎，加乙醇 40ml，加热回流 10min，滤过，滤液蒸干，残渣加水 10ml，加热使溶解，用正丁醇 15ml 振摇提取，分取正丁醇液，蒸干，残渣加甲醇 5m1 使溶解，滤过。取滤液 1ml，加少量镁粉与盐酸 2～3 滴，加热 4～5min 后，即显橙红色。

3. 色谱鉴别法

（1）薄层色谱鉴别法

1）栀子

A. 来源：本品为茜草科栀子 *Gerdenia Jasminoides* Ellis 的干燥成熟果实，9～11 月果实成熟呈红黄时采收，除去果梗及杂质，蒸至上气或置沸水中略烫，取出，干燥。

B. 原理：栀子中的主要有效成分是栀子苷，本实验采用栀子苷对照品和栀子对照药材进行对照，通过薄层色谱法鉴别栀子药材。

C. 鉴别法：取本品粉末 1g，加 50% 甲醇溶液 10ml，超声处理 40min，滤过，取滤液作为供试品溶液。另取栀子对照药材 1g，同法制成对照药材溶液。再取栀子苷对照品，加乙醇制成每 1ml 含 4mg 的溶液，作为对照品溶液。照薄层色谱法（《中国药典》（2020 年版）四部通则 0502）实验，吸取上述三种溶液各 5μl，分别点于同一硅胶 G 薄层板上，以乙酸乙酯-丙酮-甲酸-水（5 ∶ 5 ∶ 1 ∶ 1）为展开剂，展开，取出，晾干。供试品色谱中，在与对照药材色谱相应的位置上，显相同颜色的黄色斑点；再喷以 10% 硫酸乙醇溶液，在 110℃加热至斑点显色清晰。供试品色谱中，在与对照药材色谱和对照品色谱相应的位置上，显相同颜色的斑点。

2）板蓝根颗粒

A. 来源：板蓝根为十字花科植物菘蓝 *Isatis indigotica* Fort. 的干燥根。

B. 原理：板蓝根含有靛蓝、靛玉红及多种氨基酸如亮氨酸、精氨酸等。本实验采用对照品（亮氨酸、精氨酸）对照法，通过薄层色谱鉴别板蓝根。显色剂为茚三酮试液，其显色原理是在加热条件或弱酸环境下，氨基酸或肽与茚三酮反应生成紫蓝色化合物及相应的醛和二氧化碳的反应。

C. 鉴别法：取样品 2g，研细，加乙醇 10ml，超声处理 30min，滤过，滤液浓缩成 2ml，作为供试品溶液。另取板蓝根对照药材 0.5g，加乙醇 20ml，同法制成对照药材溶液。再取亮氨酸对照品、精氨酸对照品，加乙醇制成每 1ml 各含 0.1mg 的混合溶液，作为对照品溶液。照薄层色谱法实验，吸取供试品溶液和对照品溶液各 5～10μl、对照药材溶液 2μl，分别点于同一硅胶 G 薄层板，以正丁醇-冰醋酸-水（19 ∶ 5 ∶ 5）为展开剂，展开，取出，晾干，喷以茚三酮试液，在 105℃加热至斑点显色清晰。供试品色谱中，在与对照药材色谱和对照品色谱相应的位置上，显相同颜色的斑点。

（2）高效液相色谱鉴别法

清开灵片

1）原理：本实验采用黄芩苷对照品对照法，通过高效液相色谱鉴别上述成分。

2）鉴别法

色谱条件与系统适用性实验：用十八烷基硅烷键合硅胶为填充剂；甲醇-水-冰醋酸（45 ∶ 55 ∶ 1）为流动相；检测波长为274nm。

对照品溶液的制备：精密称取黄芩苷对照品适量，加50%甲醇溶液制成每1ml含0.1mg的溶液，即得。

供试品溶液的制备：取本品20片，除去包衣，精密称定，研细，取约0.2g，精密称定，置100ml容量瓶中，加50%甲醇溶液适量，超声处理（功率180W，频率40Hz）15min，放冷至室温。加50%甲醇溶液至刻度，摇匀。用微孔滤膜（0.45μm）滤过，取续滤液，即得。

测定法：分别取对照品溶液和供试品溶液10μl，注入高效液相色谱仪，测定，供试品色谱中应呈现与对照品色谱峰保留时间相同的色谱峰。

【注意事项】

1. 在显微观察中，经常会遇到形态相似、颜色相近的组织碎片、细胞及其内含物，应配合使用显微化学鉴别法或偏光显微镜法进一步观察。

2. 在使用低沸点溶剂如乙醚等时，实验室不得有明火。

3. 硅胶G、硅胶 GF_{254} 两种薄层板临用前需活化。点样时注意勿损伤薄层板表面。

【思考题】

1. 中药的鉴别主要包括哪些方法？中药与化学药鉴别的异同点是什么？

2. 显微鉴别六味地黄丸时，各味中药的专属性鉴别特征是什么？

3. 试分析高效液相色谱法采用保留时间鉴别中药的原理。

4. 你知道有哪些中药掺假事件？作为一名药物分析工作者我们应该做些什么？

（何春龙）

实验三　葡萄糖的一般杂质检查

【实验目的】

1. 掌握药物的一般杂质检查原理和实验方法、杂质限度实验的概念和计算方法。

2. 熟悉药物一般杂质检查的项目与意义。

【实验原理】

1. 乙醇溶液澄清度　用于控制糊精。葡萄糖溶于热乙醇，糊精在乙醇中不溶。

2. 氯化物检查法　药物中微量的氯化物在硝酸酸性条件下与硝酸银反应，生成氯化银白色浑浊液，与一定量标准氯化钠溶液在相同条件下产生的氯化银浑浊程度比较，浊度不得更大。

$$Cl^- + AgNO_3 \longrightarrow AgCl\downarrow + NO_3^-$$

3. 硫酸盐检查法 药物中微量的硫酸盐在稀盐酸酸性条件下与氯化钡反应，生成硫酸钡微粒，显白色浑浊，与一定量标准硫酸钾溶液在相同条件下产生的硫酸钡浑浊程度比较，浊度不得更大。

$$SO_4^{2-} + BaCl_2 \longrightarrow BaSO_4\downarrow + 2Cl^-$$

4. 亚硫酸盐与可溶性淀粉 葡萄糖加碘试液应显黄色，如有亚硫酸盐存在碘会褪色；如有可溶性淀粉，则呈蓝色。

5. 蛋白质检查 蛋白质为两性物质，在酸性环境中氨基酸带正电荷，而磺基水杨酸根带负电，正好与蛋白质结合沉淀，显示液体中有蛋白质存在。磺基水杨酸使液体呈酸性，促使两者结合。

6. 钡盐检查法 药物中微量的钡离子在稀盐酸酸性条件下与稀硫酸反应，生成硫酸钡微粒，显白色浑浊，与一定量标准钡离子溶液在相同条件下产生的硫酸钡浑浊程度比较，浊度不得更大。

$$Ba^{2+} + H_2SO_4 \longrightarrow BaSO_4\downarrow + 2H^+$$

7. 钙盐检查法 药物中微量的钙离子与草酸铵试液反应，生成草酸钙微粒，显白色浑浊，与一定量标准钙溶液在相同条件下产生的草酸钙浑浊程度比较，浊度不得更大。

$$Ca^{2+} + C_2O_4^{2-} \longrightarrow CaC_2O_4\downarrow$$

8. 铁盐检查法 铁盐在盐酸酸性溶液中与硫氰酸铵生成红色可溶性硫氰酸铁配位离子，与一定量标准铁溶液用同法处理后所显的颜色进行比较，不得更深。

$$Fe^{3+} + 6SCN^- \longrightarrow [Fe(SCN)_6]^{3-}\text{（红色）}$$

9. 重金属检查法 常用硫代乙酰胺法：硫代乙酰胺在弱酸性条件下，水解产生硫化氢，与重金属生成黄色至棕黑色的硫化物混悬液，与一定量标准铅溶液经同法处理后所呈颜色比较，判定供试品中重金属是否符合限量规定。pH 为 3.0～3.5 时，沉淀较完全。

$$CH_3CSNH_2 + H_2O \longrightarrow CH_3CONH_2 + H_2S\uparrow$$

$$Pb^{2+} + H_2S \longrightarrow PbS\downarrow + 2H^+$$

10. 砷盐检查法 古蔡氏法：金属锌与酸作用产生新生态的氢，新生态的氢与药物中微量砷盐反应，生成具挥发性的砷化氢气体，遇溴化汞试纸产生黄色至棕色的砷斑，与一定量标准砷溶液在同样条件下生成的砷斑比较，来判定药物中砷盐的含量。其反应式如下。

$$AsO_3^{3-} + 3Zn + 9H^+ \longrightarrow AsH_3\uparrow + 3Zn^{2+} + 3H_2O$$

$$AsH_3+3HgBr_2 \longrightarrow 3HBr+As(HgBr)_3$$（黄色）

$$AsH_3+2As(HgBr)_3 \longrightarrow 3AsH(HgBr)_2$$（棕色）

实验过程中，由于五价砷反应慢，加入碘化钾、氯化亚锡将其还原为三价，碘化钾被氧化后生成的碘再加氯化亚锡将其还原，使反应液中的碘化钾维持其还原性。

常见一般杂质的检查方法见附 2-1。

【实验设备、材料及试剂】

1. 设备 恒温水浴箱、分析天平、恒温干燥箱等。

2. 材料 纳氏比色管、量筒、移液管、滴管、砷盐检查装置、烧杯、试管、容量瓶、回流装置等。

3. 试剂 酚酞指示液、0.02mol/L 氢氧化钠滴定液、1 号浊度标准液、比色用氯化钴试液、比色用重铬酸钾试液、比色用硫酸铜试液、乙醇、稀硝酸、10μg/ml 标准氯化钠溶液、硝酸银试液、稀盐酸溶液、100μg/ml 标准硫酸钾溶液、25% 氯化钡溶液、碘试液、磺基水杨酸溶液（1→5）、100μg/ml 标准铁溶液、硫氰酸铵溶液（30→100）、草酸铵试液、10μg/ml 标准铅溶液、硫代乙酰胺试液、碘化钾试液、酸性氯化亚锡试液、醋酸铅棉花、溴化汞试纸、1μg/ml 标准砷溶液、稀硫酸、氨试液、标准钙试液、醋酸盐缓冲液、溴化钾溴试液、盐酸、无砷锌粒、药用葡萄糖粉等。

【实验步骤】

1. 酸度 取药用葡萄糖粉（以下简称为本品）2.0g，加水 20ml 溶解后，加酚酞指示液 3 滴与 0.02mol/L 氢氧化钠滴定液 0.20ml，应显示粉红色。

2. 溶液的澄清度与颜色 取本品 5.0g，加热水溶解后放冷，用水稀释至 10ml，溶液应澄清无色；如显浑浊，与 1 号浊度标准液比较，不得更浓；如显色，与对照液（取比色用氯化钴试液 3.0ml，比色用重铬酸钾试液 3.0ml 与比色用硫酸铜试液 6.0ml，加水稀释成 50ml）1.0ml 加水稀释至 10ml 比较，不得更深。

3. 乙醇溶液的澄清度 取本品 10g，加乙醇 20ml，水浴上加热回流约 40min，溶液应澄清。

4. 氯化物 取本品 0.6g，加水溶解使成 25ml（溶液如显碱性，可滴加硝酸使呈中性），再加稀硝酸 10ml；溶液如不澄清，应滤过；置 50ml 纳氏比色管中，加水使成约 40ml，摇匀，即得供试液。另取 10μg/ml 标准氯化钠溶液 6.0ml，置 50ml 纳氏比色管中，加稀硝酸 10ml，加水使成 40ml，摇匀，即得对照溶液。于供试溶液与对照溶液中，分别加入硝酸银试液 1.0ml，用水稀释至 50ml，摇匀，在暗处放置 5min，同置黑色背景上，从比色管上方向下观察，比较，不得更浓（0.01%）。

5. 硫酸盐 取本品 2.0g，加水溶解使成约 40ml（溶液如显碱性，可滴加稀盐酸使呈中性）；溶液如不澄清，应滤过；置 50ml 纳氏比色管中，加稀盐酸 2ml，摇匀，即得供试溶液。另取 100μg/ml 标准硫酸钾溶液 2.0ml，置 50ml 纳氏比色管中，加水使成约 40ml，加稀盐酸 2ml，摇匀，即得对照溶液。于供试溶液与对照溶液中，分别加入 25% 氯化钡溶液 5ml，用水稀释至 50ml，充分摇匀，放置 10min，同置黑色背景上，从比色管上方向下观察、比较，不得更浓（0.01%）。

6. 亚硫酸盐与可溶性淀粉 取本品 1.0g，加水 10ml 溶解后，加碘试液 1 滴，应即显黄色。

7. 干燥失重 取本品 1g，精密称定，按照附 2-1 项下干燥失重测定法操作，减失重量为 7.5%～9.5%。

8. 炽灼残渣 取本品 1g，精密称定，按照附 2-1 项下炽灼残渣检查法操作，不得过 0.1%。

9. 蛋白质 取本品 1.0g，加水 10ml 溶解后，加磺基水杨酸溶液（1→5）3ml，不得发生沉淀。

10. 钡盐 取本品 2.0g，加水 20ml 溶解后，溶液分成两等份，一份中加稀硫酸 1ml，另一份中加水 1ml，摇匀，放置 15min，两液均应澄清。

11. 钙盐 取本品 1.0g，加水 10ml 溶解后，加氨试液 lml 与草酸铵试液 5ml，摇匀，放置 lh，如发生浑浊，与标准钙试液［精密称取碳酸钙 0.1250g，置 500ml 容量瓶中，加水 5ml 与稀盐酸 0.5ml 使溶解，加水稀释至刻度，摇匀。每 1ml 相当于 0.1mg 的钙（Ca）］1.0ml 制成的对照液比较，不得更浓（0.01%）。

12. 铁盐 取本品 2.0g，加水 20ml 溶解后，加稀硝酸 3 滴，缓慢煮沸 5min，放冷，用水稀释制成 45ml，加硫氰酸铵溶液（30→100）3.0ml，摇匀，如显色，与标准铁溶液 2.0ml 用同方法制成的对照液比较，不得更深（0.001%）。

13. 重金属 取 50ml 纳氏比色管 3 支，甲管中加 10μg/ml 标准铅溶液 2.0ml，醋酸盐缓冲液（pH 3.5）2ml，加水稀释成 25ml；乙管取本品 4.0g，加水适量溶解，加醋酸盐缓冲液（pH 3.5）2ml，加水稀释成 25ml；丙管取本品 4.0g，加水适量溶解，加 10μg/ml 标准铅溶液 2.0ml，加醋酸盐缓冲液（pH 3.5）2ml，加水稀释成 25ml。各管分别加硫代乙酰胺试液 2ml，摇匀，再放置 2min，同置白纸上，自上向下透视，当丙管中显出的颜色不浅于甲管时，乙管中显示的颜色与甲管比较，不得更深，含重金属不得超过百万分之五（5ppm）。（注：硫代乙酰胺试液配制方法：取硫代乙硫胺溶液 1ml 与氢氧化钠甘油混合液 5ml，水浴加热 20s，立即使用）

14. 砷盐 取本品 2.0g，置检砷瓶中，加水 5ml 溶解后，加稀硫酸 5ml 与溴化钾溴试液 0.5ml，置水浴上加热约 20min，保持微过量的溴存在，必要时，再补加溴化钾溴试液适量，随时补充蒸发的水分，放冷，加盐酸 5ml 与水适量使成 28ml，再加碘化钾试液 5ml 及酸性氯化亚锡试液 5 滴，在室温放置 10min 后，加无砷锌粒 2g，迅速将瓶塞塞紧（瓶塞上已安放好装有醋酸铅棉花及溴化汞试纸的检砷管），保持反应温度在 25～40℃（视反应快慢而定，但不应超过 40℃）。45min 后，取出溴化汞试纸，将生成的砷斑与标准砷斑比较，不得更深，含砷盐重量不得超过百万分之一（0.0001%）。

标准砷斑的制备：精密量取 1μg/ml 标准砷溶液 2ml，置检砷瓶中，加盐酸 5ml 与水 21ml，照供试品的制备，自“再加碘化钾试液 5ml”起，依法操作即得。

【注意事项】

1. 选择配对的纳氏比色管，采用旋摇的方法使管内液体混合均匀。

2. 标准管与样品管必须平行操作，即加入试剂量等均应一致，观察时，两管受光照的程度应一致，使光线从正面照入，比色时置白色背景上，比浊时置黑色背景上，自上而下地观察。

【思考题】

1. 检查在药品质量控制中的意义及一般杂质检查的主要项目是什么？

2. 标准对照法操作应遵循的原则是什么？

3. 重金属与砷盐检查的原理是什么？所加各试剂的作用是什么？

4. 葡萄糖杂质检查中标准溶液的取用量如何确定？

5. 谈谈你对毒胶囊事件的看法。

附 2-1

一、澄清度检查法

本法系在室温条件下，将用水稀释至一定浓度的供试品溶液与等量的浊度标准液分别置于配对的比浊用玻璃管（内径 15～16mm，平底，具塞，以无色、透明、中性硬质玻璃制成）中，在浊度标准液制备 5min 后，在暗室内垂直同置于伞棚灯下，照度为 1000 lx，从水平方向观察、比较；用以检查溶液的澄清度或其浑浊程度。除另有规定外，供试品溶解后应立即检视。品种项下规定的“澄清”，系指供试品溶液的澄清度与所用溶剂相同，或不超过 0.5 号浊度标准液。“几乎澄清”，系指供试品溶液的浊度介于 0.5 号至 1 号浊度标准液的浊度之间。

1. 浊度标准储备液的制备　称取于 105℃干燥至恒重的硫酸肼 1.00g，置 100ml 容量瓶中，加水适量使溶解，必要时可在 40℃的水浴中温热溶解，并用水稀释至刻度，摇匀，放置 4～6h；取此溶液与等体积的 10% 乌洛托品溶液混合，摇匀，于 25℃避光静置 24h，即得。该溶液置冷处避光保存，可在 2 个月内使用，用前摇匀。

2. 浊度标准原液的制备　取浊度标准储备液 15.0ml，置 100ml 容量瓶中，加水稀释至刻度，摇匀，取适量，置 1cm 吸收池中，照紫外-可见分光光度法，在 550nm 的波长处测定，其吸光度应在 0.12～0.15 内。本液应在 48h 内使用，用前摇匀。

3. 浊度标准液的制备　取浊度标准原液与水，按表 2-1 配制，即得。本液应临用时制备，使用前充分摇匀。

表 2-1 浊度标准液的配制

级号	0.5	1	2	3	4
浊度标准原液（ml）	2.50	5.0	10.0	30.0	50.0
水（ml）	97.50	95.0	90.0	70.0	50.0

二、氯化物检查法

除另有规定外，取各品种项下规定量的供试品，加水溶解使成25ml（溶液如显碱性，可滴加硝酸使呈中性），再加稀硝酸10ml；溶液如不澄清，应滤过；置50ml纳氏比色管中，加水使成约40ml，摇匀，即得供试品溶液。另取各药品项下规定量的标准氯化钠溶液，置50ml纳氏比色管中，加稀硝酸10ml，加水使成40ml，摇匀，即得对照溶液。于供试溶液与对照溶液中，分别加入硝酸银试液1.0ml，用水稀释至50ml，摇匀，在暗处放置5min，同置黑色背景上，从比色管上方向下观察，比较，即得。

供试品溶液如带颜色，除另有规定外，可取供试品溶液两份，分置50ml纳氏比色管中，一份中加硝酸银试液1.0ml，摇匀，放置10min，如显浑浊，可反复滤过，至滤液澄清，再加规定量的标准氯化钠溶液与水适量使成50ml，摇匀，在暗处放置5min，作为对照溶液；另一份中加入硝酸银试液1.0ml与水适量使成50ml，摇匀，在暗处放置5min，按照上述方法与对照溶液比较，即得。

标准氯化钠溶液的制备：称取氯化钠0.165g，置1000ml容量瓶中，加水适量使溶解并稀释至刻度，摇匀，作为储备液。临用前，精密量取储备液10ml，置100ml容量瓶中，加水稀释至刻度，摇匀，即得（每1ml相当于10μg的Cl）。

三、硫酸盐检查法

除另有规定外，取各品种项下规定量的供试品，加水溶解使成约40ml（溶液如显碱性，可滴加盐酸使呈中性）；溶液如不澄清，应滤过；置50ml纳氏比色管中，加稀盐酸2ml，摇匀，即得供试溶液。另取该品种项下规定量的标准硫酸钾溶液，置50ml纳氏比色管中，加水使成约40ml，加稀盐酸2ml，摇匀，即得对照溶液。于供试溶液与对照溶液中，分别加入25%氯化钡溶液5ml，用水稀释至50ml，充分摇匀，放置10min，同置黑色背景上，从比色管上方向下观察、比较，即得。

供试溶液如带颜色，除另有规定外，可取供试溶液两份，分置50ml纳氏比色管中，一份中加25%氯化钡溶液5ml，摇匀，放置10min，如显浑浊，可反复滤过，至滤液完全澄清，再加规定量的标准硫酸钾溶液与水适量使成50ml，摇匀，放置10min，作为对照溶液；另一份中加25%氯化钡溶液5ml与水适量使成50ml，摇匀，放置10min，按上述方法与对照溶液比较，即得。

标准硫酸钾溶液的制备：称取硫酸钾 0.181g，置 1000ml 容量瓶中，加水适量使溶解并稀释至刻度，摇匀，即得（每 1ml 相当于 100μg 的 SO_4）。

四、干燥失重测定法

取供试品，混合均匀（如为较大的结晶，应先迅速捣碎使成 2mm 以下的小粒），取约 1g 或各品种项下规定的重量，置与供试品相同条件下干燥至恒重的扁形称量瓶中，精密称定，除另有规定外，在 105℃干燥至恒重。由减失的重量和取样量计算供试品的干燥失重。

供试品干燥时，应平铺在扁形称量瓶中，厚度不可超过 5mm，如为疏松物质，厚度不可超过 10mm。放入烘箱或干燥器进行干燥时，应将瓶盖取下，置称量瓶旁，或将瓶盖半开进行干燥；取出时，须将称量瓶盖好。置烘箱内干燥的供试品，应在干燥后取出置干燥器中放冷，然后称定重量。

供试品如未达规定的干燥温度即融化时，除另有规定外，应先将供试品在低于熔点 5～10℃的温度下干燥至大部分水分除去后，再按规定条件干燥。

当用减压干燥器（通常为室温）或恒温减压干燥器（温度应按品种正文的规定设置）时，除另有规定外，压力应在 2.67kPa（20mmHg）以下。干燥器中常用的干燥剂为五氧化二磷、无水氯化钙或硅胶；恒温减压干燥器中常用的干燥剂为五氧化二磷。干燥剂应及时更换。

五、炽灼残渣检查法

取供试品 1.0～2.0g 或各药品项下规定的重量，置已炽灼至恒重的坩埚（如供试品分子中含有碱金属或氟元素，则应使用铂坩埚）中，精密称定，缓缓炽灼至完全炭化，放冷；除另有规定外，加硫酸 0.5～1ml 使湿润，低温加热至硫酸蒸气除尽后，在 700～800℃炽灼使完全灰化，移至干燥器内，放冷，精密称定后，再在 700～800℃炽灼至恒重，即得。

如需将残渣留作重金属检查，则炽灼温度必须控制在 500～600℃。

六、铁盐检查法

除另有规定外，取各品种项下规定量的供试品，加水溶解使成 25ml，移至 50ml 纳氏比色管中，加稀盐酸 4ml 与过硫酸铵 50mg，用水稀释成 35ml 后，加 30% 硫氰酸铵溶液 3ml，再加水适量稀释成 50ml，摇匀；如显色，立即与标准铁溶液制成的对照溶液（取该品种项下规定量的标准铁溶液，置 50ml 纳氏比色管中，加水使成 25ml，加稀盐酸 4ml 与过硫酸铵 50mg，用水稀释成 35ml，加 30% 硫氰酸铵溶液 3ml，再加水适量稀释成 50ml，摇匀）比较，即得。

如供试管与对照管色调不一致时，可分别移至分液漏斗中，各加正丁醇 20ml 提取，待分层后，将正丁醇层移至 50ml 纳氏比色管中，再用正丁醇稀释至 25ml，比较，即得。

标准铁溶液的制备：称取硫酸铁铵[$FeNH_4(SO_4)_2 \cdot 12H_2O$]0.863g，置1000ml容量瓶中，加水溶解后，加硫酸2.5ml，用水稀释至刻度，摇匀，作为储备液。临用前，精密量取储备液10ml，置100ml容量瓶中，加水稀释至刻度，摇匀，即得（每1ml相当于10μg的Fe）。

七、重金属检查法

1. 标准铅溶液的制备 称取硝酸铅0.1599g，置1000ml容量瓶中，加硝酸5ml与水50ml溶解后，用水稀释至刻度，摇匀，作为储备液。

临用前，精密量取储备液10ml，置100ml量瓶中，加水稀释至刻度，摇匀，即得（每1ml相当于10μg的Pb）。本液仅供当日使用。配制与储存用的玻璃容器均不得含铅。

2. 第一法 除另有规定外，取25ml纳氏比色管3支，甲管中加标准铅溶液一定量与醋酸盐缓冲液（pH 3.5）2ml后，加水或各品种项下规定的溶剂稀释成25ml，乙管中加入按各品种项下规定的方法制成的供试液25ml，丙管中加入与乙管相同量的供试品，加配制供试品溶液的溶剂适量使溶解，再加与甲管相同量的标准铅溶液与醋酸盐缓冲液（pH 3.5）2ml后，用溶剂稀释成25ml；若供试液带颜色，可在甲管中滴加少量的稀焦糖溶液或其他无干扰的有色溶液，使之与乙、丙管一致；再在甲、乙、丙3管中分别加硫代乙酰胺试液各2ml，摇匀，放置2min，同置白纸上，自上向下透视，当丙管中显出的颜色不浅于甲管时，乙管中显出的颜色与甲管比较，不得更深。如丙管中显出的颜色浅于甲管，应取样按第二法重新检查。

如在甲管中滴加稀焦糖溶液或其他无干扰的有色溶液，仍不能使颜色一致时，应取样按第二法检查。

供试品如含高铁盐影响重金属检查时，可在甲、乙、丙三管中分别加入相同量的维生素C 0.5～1.0g，再照上述方法检查。

配制供试品溶液时，如使用的盐酸超过1.0ml，氨试液超过2ml，或加入其他试剂进行处理者，除另有规定外，甲管溶液应取相同量的试剂置瓷皿中蒸干后，加醋酸盐缓冲液（pH 3.5）2ml与水15ml，微热溶解后，移至纳氏比色管中，加标准铅溶液一定量，再用水或各品种项下规定的溶剂稀释成25ml。

3. 第二法 除另有规定外，当需改用第二法检查时，取各品种项下规定量的供试品，按炽灼残渣检查法进行炽灼处理，然后取残留的残渣；或直接取炽灼残渣项下遗留的残渣；如供试品为溶液，则取各品种项下规定量的溶液，蒸发至干，再按上述方法处理后取遗留的残渣；加硝酸0.5ml，蒸干，加硫酸0.5～1ml，使恰湿润，用低温加热至硫酸除尽后，加硝酸0.5ml，蒸干，至氧化氮蒸气除尽后（或取供试品一定量，缓缓炽灼至完全炭化，放冷，在500～600℃炽灼使完全灰化），放冷，加盐酸2ml，置水浴上蒸干后加水15ml，滴加氨试液至对酚酞指示液显微粉红色，再加醋酸盐缓冲液（pH 3.5）2ml，微热溶解后，移至纳氏比色管中，加水稀释成25ml，作为甲管；另取配制供试品溶液的试剂，置瓷皿中蒸干后，加醋酸盐缓冲液（pH 3.5）2ml与水15ml，微热溶解后，移至纳氏比色管中加标准铅溶液一定量，再用水稀释成25ml，作为乙管；再在甲、乙两管中分别加硫代乙酰胺试液各2ml，摇匀，放置2min，同置白纸上，自上向下透视，乙管中显出的颜色与甲管比较，不得更深。

4. 第三法　除另有规定外，取供试品适量，加氢氧化钠试液5ml与水20ml溶解后，置纳氏比色管中，加硫化钠试液5滴，摇匀，与一定量的标准铅溶液同样处理后的颜色比较，不得更深。

八、砷盐检查法

1. 标准砷溶液的制备　称取三氧化二砷0.132g，置1000ml容量瓶中，加20%氢氧化钠溶液5ml溶解后，用适量的稀硫酸中和，再加稀硫酸10ml，用水稀释至刻度，摇匀，作为储备液。临用前，精密量取储备液10ml，置1000ml容量瓶中，加稀硫酸10ml，用水稀释至刻度，摇匀，即得（每1ml相当于1μg的As）。

2. 第一法（古蔡氏法）　仪器装置如图2-1。A为100ml标准磨口锥形瓶；B为中空的标准磨口塞，上连导气管C（外径8.0mm，内径6.0mm），全长约180mm；D为具孔的有机玻璃旋塞，其上部为圆形平面，中央有一圆孔，孔径与导气管C的内径一致，其下部孔径与导气管C的外径相适应，将导气管C的顶端套入旋塞下部孔内，并使管壁与旋塞的圆孔相吻合。黏合固定，E为中央具有圆孔（孔径6.0mm）的机玻璃旋塞盖，与D紧密吻合。

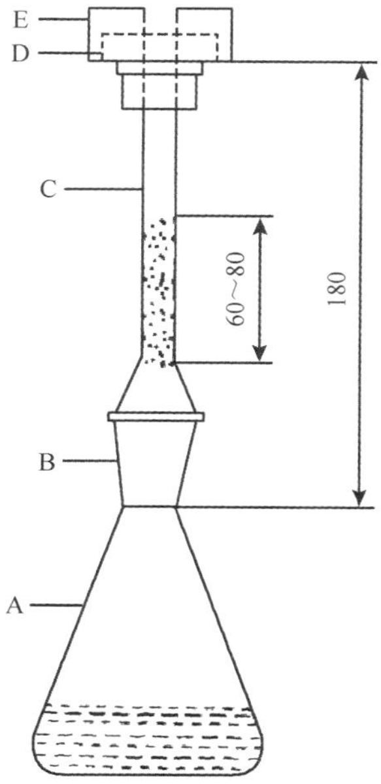

图2-1　古蔡氏法仪器装置

测试时，于导气管C中装入醋酸铅棉花60mg（装管高度为60～80mm），再于旋塞D的顶端平面上放一片溴化汞试纸（试纸大小以能覆盖孔径而不露出平面外为宜），盖上旋塞盖E并旋紧，即得。

标准砷斑的制备：精密量取标准砷溶液2ml，置A瓶中，加盐酸5ml与水21ml，再加碘化钾试液5ml与酸性氯化亚锡试液5滴，在室温放置10min后，加锌粒2g，立即将照上法装妥的导气管C密塞于A瓶上，并将A瓶置25～40℃水浴中，反应45min取出溴化汞试纸，即得。

若供试品需经有机破坏后再行检砷，则应取标准砷溶液代替供试品，照各药品项下规定的方法同法处理后，依法制备标准砷斑。

检查法：取照各品种项下规定方法制成的供试品溶液，置A瓶中，照标准砷斑的制备，自“再加碘化钾试液5ml”起，依法操作。将生成的砷斑与标准砷斑比较，不得更深。

3. 第二法（二乙基二硫代氨基甲酸银法） 仪器装置如图 2-2。A 为 100ml 标准磨口锥形瓶；B 为中空的标准磨口塞，上连导气管 C（一端外径为 8mm，内径为 6mm；另一端长为 180mm，外径为 4mm，内径为 1.6mm，尖端内径为 1mm），D 为平底玻璃管（长为 180mm，内径为 10mm，于 5.0ml 处有一刻度）。

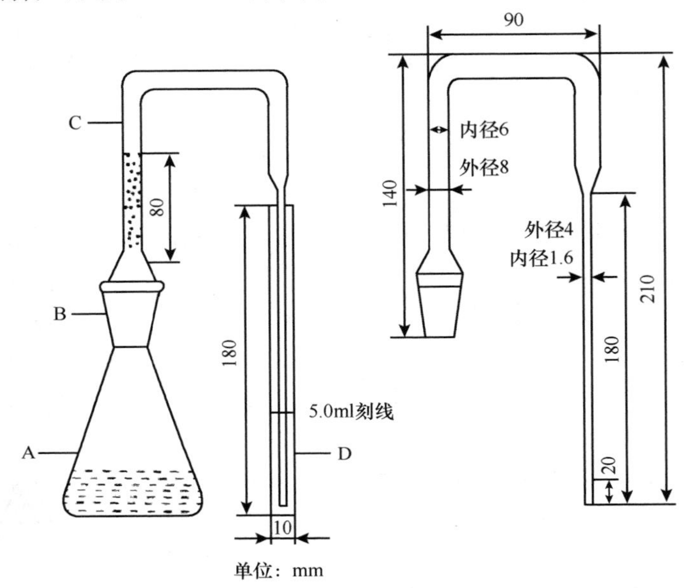

图 2-2 二乙基二硫代氨基甲酸银法仪器装置

测试时，于导气管 C 中装入醋酸铅棉花 60mg（装管高度约 80mm），并于 D 管中精密加入二乙基二硫代氨基甲酸银试液 5ml。

标准砷对照液的制备：精密量取标准砷溶液 2ml，置 A 瓶中，加盐酸 5ml 与水 21ml，再加碘化钾溶液 5ml 与酸性氯化亚锡试液 5 滴，在室温放置 10min 后，加锌粒 2g，立即将导气管 C 与 A 瓶密塞，使生成的砷化氢气体导入 D 管中，并将 A 瓶置 25～40℃水浴中反应 45min，取出 D 管，添加三氯甲烷至刻度，混匀，即得。

若供试品需经有机破坏后再行检砷，则应取标准砷溶液代替供试品，照各品种项下规定的方法同法处理后，依法制备标准砷对照液。

检查法：取照各品种项下规定方法制成的供试品溶液，置 A 瓶中，照标准砷对照液的制备，自“再加碘化钾试液 5ml”起，依法操作。将所得溶液与标准砷对照液同置白色背景上，从 D 管上方向下观察、比较，所得溶液的颜色不得比标准砷对照液更深，必要时，可将所得溶液转移至 1cm 吸收池中，照紫外-可见分光光度法在 510nm 波长处以二乙基二硫代氨基甲酸银试液作空白，测定吸光度，与标准砷对照液按同法测得的吸光度比较，即得。

注意事项：①所有仪器和试液照本法检查，均不应生成砷斑，或至多生成仅可辨认的斑痕；②制备标准砷斑或标准砷对照液，应与供试品检查同时进行；③本法所用锌粒应无砷，以能通过一号筛的细粒为宜，若使用的锌粒较大时，用量应酌情增加，反应时间亦应延长为1h；④醋酸铅棉花采取脱脂棉1.0g，浸入醋酸铅试液和水的等容混合液12ml中，湿透后，挤压除去过多的溶液，并使之疏松，在100℃以下干燥后，储于玻璃塞瓶中备用。

（何春龙）

实验四　石膏的一般杂质检查

石膏属于矿物药，主要成分是含水硫酸钙（$CaSO_4 \cdot H_2O$）。

【实验目的】

1. 掌握矿物药鉴别和杂质检查的基本方法。

2. 掌握石膏的鉴别和杂质检查的操作方法和基本原理。

【实验原理】

1. 重金属的检查　同本章实验三项下相应内容。

2. 砷盐的检查　同本章实验三项下相应内容。

【实验设备、材料及试剂】

1. 设备　恒温水浴箱、分析天平等。

2. 材料　纳氏比色管、移液管、古蔡氏法检砷装置、锥形瓶、量筒、漏斗等。

3. 试剂　石膏、pH 3.5醋酸盐缓冲液、冰醋酸、硫代乙酰胺试液、碘化钾试液、酸性氯化亚锡试液、盐酸、氯化钡、草酸铵、醋酸、甲基红、硝酸、氨水、溴化汞试纸、无砷锌粒、醋酸铅棉球。10μg/ml标准铅溶液，1μg/ml标准砷溶液等。

【实验步骤】

1. 重金属的检查　取50ml纳氏比色管三支，甲管中加10μg/ml标准铅溶液2ml，加pH 3.5醋酸盐缓冲液2ml，加水稀释成25ml；取石膏8g，置锥形瓶中，加冰醋酸4ml与水96ml，煮沸10min，放冷，加水至原体积，滤过，分别取滤液25ml于乙、丙两管中，丙管加10μg/ml标准铅溶液2ml，乙、丙两管各加醋酸盐缓冲液（pH 3.5）2ml。各管分别加硫代乙酰胺试液2ml，摇匀，在暗处放置2min，同置白纸上，自上向下透视，当丙管中显出的颜色不浅于甲管时，乙管中显示的颜色与甲管比较，不得更深，含重金属不得超过百万分之十。

2. 砷盐的检查　取本品1g，置锥形瓶中，加盐酸5ml，加水至23ml，加热使溶解，放冷，加碘化钾试液5ml与酸性氯化亚锡试液5滴，在室温放置10min后，加无砷锌粒2g，迅速将瓶塞塞紧（瓶塞上已装好含有醋酸铅棉球及溴化汞试纸），在25～40℃的水浴上加热45min，取出溴化汞试纸，将生成的砷斑与标准砷斑比较，颜色不得更深（含砷量不得超过百万分之二）。

标准砷斑的制备：精密吸取1μg/ml标准砷溶液2ml，置另一锥形瓶中，加盐酸5ml与水21ml，照上述方法，自“加碘化钾试液5ml”起，依法操作，即得。

【注意事项】

1. 在供试品砷斑和标准砷斑的制备过程中，要注意平行原则。

2. 注意标准铅溶液和标准砷溶液，必要时应稀释。

3. 纳氏比色管要配对，其规格、管径大小、色泽等要一致。纳氏比色管使用后应立即用水冲洗，切记不能用毛刷刷洗，以免划出条痕损伤比色管。

【思考题】

1. 石膏中重金属检查时，首先将供试品置酸性水溶液中煮沸，为什么？

2. 简述古蔡氏法中所加各试剂的作用及操作的注意点。

（何春龙）

实验五　原子吸收分光光度法检查甘草中重金属

甘草为豆科植物甘草 *Glycyrrhiza uralensis* Fisch.、胀果甘草 *Glycyrrhiza inflata* Bat. 或光果甘草 *Glycyrrhiza glabra* L. 的干燥根和根茎。春、秋二季采挖，除去须根，晒干。

【实验目的】

1. 掌握采用原子吸收分光光度法测定甘草药材中重金属的方法。

2. 熟悉《中国药典》(2020 年版）中关于中药材中的铅、镉、砷、汞、铜的测定方法。

3. 了解重金属的危害及重金属检查的意义。

【实验原理】 重金属在人体中累积达到一定程度，会造成慢性中毒，对人体的危害相当大。重金属残留主要由原料带入和制药过程、储存中产生。

原子吸收分光光度法是基于测量蒸气中原子对特征磁辐射的吸收强度进行定量分析的一种分析方法，其测量对象是原子状态的金属元素和部分非金属元素。原子吸收分光光度法遵循分光光度法的吸收定律，一般通过标准曲线法或比较对照品溶液和供试品溶液的吸光度，计算供试品中待测元素的含量。

《中国药典》(2020 年版）四部通则规定了中药中铅、镉、砷、汞、铜的测定方法，主要有原子吸收分光光度法（附 2-2）和电感耦合等离子体质谱法。电感耦合等离子体质谱法系采用电感耦合等离子体质谱测定中药中的铅、砷、镉、汞、铜。

【实验设备、材料及试剂】

1. 设备　原子吸收分光光度计、分析天平等。

2. 材料　电热板、凯氏烧瓶、瓷坩埚、容量瓶、移液管、小漏斗等。

3. 试剂　甘草药材、100μg/ml 铅单元素标准溶液、硝酸、高氯酸、磷酸二氢铵、硝酸镁等。

【实验步骤】

1. 测定条件　参考条件波长为 283nm，干燥温度为 100～120℃，持续 20s；灰化温度为 400～750℃，持续 20～25s；原子化温度为 1700～2100℃，持续 4～5s。

2. 铅标准储备液的制备　精密量取铅单元素标准溶液适量，用2%硝酸溶液稀释，制成每1ml含铅（Pb）1μg的溶液，即得（0～5℃储存）。

3. 标准曲线的绘制　分别精密量取铅标准储备液适量，用2%硝酸溶液制成每1ml分别含铅0ng、5ng、20ng、40ng、60ng、80ng的溶液。分别精密量取1ml，精密加含1%磷酸二氢铵和0.2%硝酸镁的溶液0.5ml，混匀，精密吸取20μl，注入石墨炉原子化器，测定吸光度，以吸光度为纵坐标，浓度为横坐标，绘制标准曲线。

4. 供试品溶液的制备　采用湿法消解，取甘草供试品粗粉1g，精密称定，置凯氏烧瓶中，加硝酸-高氯酸（4∶1）混合溶液（5～10ml），混匀，瓶口加一个小漏斗浸泡过夜，置电热板上，加热消解，保持微沸，若变棕黑色，再加硝酸-高氯酸（4∶1）混合溶液适量，持续加热至溶液澄明后升高温度，继续加热至冒浓烟，直至白烟散尽，消解液呈无色透明或略带黄色，放冷，转入50ml容量瓶中，用2%硝酸溶液洗涤容器，洗液合并于容量瓶中，并稀释至刻度，摇匀，即得。同法同时制备试剂空白溶液。

5. 测定方法　精密量取空白溶液与供试品溶液各1ml，精密加含1%磷酸二氢铵和0.2%硝酸镁的溶液0.5ml，混匀，精密吸取20μl，照标准曲线的绘制项下方法测定吸光度，从标准曲线上读出供试品溶液中铅（Pb）的含量，计算，即得。要求铅（Pb）的含量不得超过5mg/kg。

【注意事项】

1. 本法系采用原子吸收分光光度法测定中药中的铅，所用仪器应符合要求（通则0406）。

2. 注意制备试剂空白溶液时，除不加甘草药材外，其余与供试品溶液的制备方法一致。

【思考题】

1. 检查中药材中重金属杂质的方法有哪些？

2. 采用硫代乙酰胺法是否可以检查中药材中的重金属？

附 2-2

1. 原子吸收分光光度法［《中国药典》（2020年版）四部通则0406］　原子吸收分光光度法的测量对象是原子状态的金属元素和部分非金属元素，是基于测量蒸气中原子对特征电磁辐射的吸收强度进行定量分析的一种分析方法。原子吸收分光光度法遵循分光光度法的吸收定律，一般通过比较对照品溶液和供试品溶液的吸光度，计算供试品中待测元素的量。所用原子吸收分光光度计，由光源、原子化器、单色器、背景校正系统、自动进样系统和检测系统组成。其中原子化器主要有四种类型：火焰原子化器、石墨炉原子化器、氢化物发生原子化器及冷蒸气发生原子化器，适用于不同的元素测定。

测定方法有第一法标准曲线法和第二法标准加入法。本实验使用第一法：在仪器推荐的浓度范围内，除另有规定外，制备待测元素不同浓度的对照品溶液至少5份，浓度依次递增，并分别加入各品种项下制备供试品溶液的相应试剂，同时以相应试剂制备空白对照溶液。将仪器按规定启动后，依次测定空白对照溶液和各浓度对照品溶液的吸光度，记录读数。以每一浓度3次吸光度读数的平均值为纵坐标、相应浓度为横坐标，绘制标准曲线。按各品种项下的规定制备供试品溶液，使待测元素的估计浓度在标准曲线浓度范围内，测定吸光度，取3次读数的平均值，从标准曲线上查得相应的浓度，计算被测元素的含量。绘制标准曲线时，一般采用线性回归，也可采用非线性拟合方法回归。

2. 供试品的消解 《中国药典》（2020年版）四部通则2321中三种中药有机基体消解的方法分别是微波消解法、湿法消解和干法消解。微波消解快速、完全、试剂用量小、空白值低，为首选方法；实验过程中需要专门的微波消解仪，采用分步消解的办法可以防止消解罐内压力升高过快，减小操作的危险性。消解完毕后，需要等消解罐自然冷却后，缓慢释放压力再打开。消解后的溶液应无色或略带浅黄绿色，呈澄清状。湿法消解为氧化分解法，适用性强、供试品取用量大，但是试剂用量多，空白值较高；一般多采用硝酸-高氯酸（4∶1）的混合液为消解溶液，采用凯氏烧瓶为容器进行。干法消解方便简单，试剂污染小，空白值低，但是较高的灰化温度容易造成挥发性元素的损失，故不能用于As、Hg的测定。

（张跃祥）

实验六　典型化学药物的特殊杂质和有关物质检查

【实验目的】

1. 掌握容量法、比色法、薄层色谱法、高效液相色谱法、紫外-可见分光光度法和旋光法等用于特殊杂质检查的原理和操作。

2. 熟悉本实验中药物特殊杂质的来源和检查原理。

一、双水杨酯中游离水杨酸的检查

【实验原理】 双水杨酯是以水杨酸为原料酯化而成。在生产过程中因酯化反应不完全，或在精制过程及储藏期间的水解均可产生水杨酸。其检查原理是利用水杨酸可与三价铁生成有色配位化合物的特性，用硝酸铁溶液显色后，在530nm测定吸光度，规定供试品溶液的吸光度不得大于对照溶液的吸光度。

【实验设备、材料及试剂】

1. 设备 紫外-可见分光光度计、分析天平等。

2. 材料 分液漏斗、容量瓶、移液管、漏斗、滤纸等。

3. 试剂 双水杨酯、水杨酸对照品、三氯甲烷、硝酸铁、硝酸等。

【实验步骤】 取双水杨酯1.0g，加三氯甲烷20ml使溶解，作为供试品溶液；另取水杨酸对照品约25mg，精密称定，置100ml容量瓶中，加三氯甲烷溶解并稀释至刻度，摇匀，精密量取20ml，作为对照溶液。分别将上述两种溶液置于分液漏斗中，各用硝酸铁溶液［取硝酸铁1g，加硝酸溶液（0.1→100）溶解，并稀释成1000ml］提取4次，每次20ml，分取硝酸铁溶液，滤过，置100ml容量瓶中，并用硝酸铁溶液稀释至刻度，摇匀。照紫外-可见分光光度法，在530nm的波长处分别测定吸光度。供试品溶液的吸光度不得大于对照溶液的吸光度。

【注意事项】

1. 用分液漏斗提取时，要将两相充分混合，但要防止乳化现象。

2. 本法采用湿过滤，全部滤过后要用少量硝酸铁溶液洗涤滤纸，洗液与滤液一同置于100ml容量瓶中。

【思考题】

1. 试计算双水杨酯中游离水杨酸的杂质限量。

2. 杂质限量检查的方法有哪些?

二、硫酸奎宁中其他金鸡纳碱的检查

【实验原理】 奎宁主要来源于金鸡纳树皮，在提取分离过程中除了得到奎宁外，还可得到奎宁丁、辛可丁、辛可尼定等其他金鸡纳碱。其他金鸡纳碱与奎宁都是有机生物碱类化合物，所以多采用自身稀释对照法进行检查。

【实验设备、材料及试剂】

1. 设备 分析天平等。

2. 材料 展开缸、硅胶G薄层板、移液管、点样毛细管等。

3. 试剂 硫酸奎宁、稀乙醇、三氯甲烷、丙酮、二乙胺、碘铂酸钾试液等。

【实验步骤】 取硫酸奎宁，加稀乙醇稀释制成每1ml中约含10mg的溶液，作为供试品溶液；精密量取适量，加稀乙醇稀释制成每1ml中约含50μg的溶液，作为对照溶液。照薄层色谱法实验，吸取上述两种溶液各5μl，分别点于同一硅胶G薄层板上，以三氯甲烷-丙酮-二乙胺（5∶4∶1.25）为展开剂，展开后，微热使展开剂挥散，喷以碘铂酸钾试液使显色。供试品溶液如显杂质斑点，与对照溶液的主斑点比较，不得更深。

【注意事项】 本法仅限于杂质斑点与主成分斑点颜色相同或相近时使用。

【思考题】

1. 试计算硫酸奎宁中其他金鸡纳碱的杂质限量。

2. 何为供试品自身稀释对照法？与对照品法的区别是什么？

三、氢化可的松中有关物质的检查

【实验原理】 甾体激素类药物中的有关物质的结构与该药物结构相似，且单一杂质含量较少、无法得到杂质对照品，适用于不加校正因子的主成分自身对照法。高效液相色谱法分离效能高，灵敏度高，专属性强。

【实验设备、材料及试剂】

1. 设备　高效液相色谱仪、C_{18} 色谱柱（250mm×4.6mm，5μm）、分析天平等。

2. 材料　移液管、容量瓶、微孔滤膜等。

3. 试剂　氢化可的松、氢化可的松对照品、泼尼松龙对照品、甲醇、乙腈（色谱纯）等。

【实验步骤】

1. 色谱条件与系统适用性实验　用十八烷基硅烷键合硅胶为填充剂，以乙腈-水（28∶72）为流动相，检测波长为254nm。取氢化可的松对照品与泼尼松龙对照品，加甲醇溶解并稀释制成每lml中约含5μg的溶液，取20μl注入高效液相色谱仪，记录色谱图，出峰顺序依次为泼尼松龙与氢化可的松，泼尼松龙峰与氢化可的松峰的分离度应符合要求。

2. 溶液的制备　取氢化可的松，用乙腈溶解制成每1ml中约含0.5mg的溶液，作为供试品溶液；精密量取1ml，置100ml容量瓶中，加乙腈稀释至刻度，摇匀，作为对照溶液。另取泼尼松龙对照品，精密称定，加甲醇溶解并定量稀释制成每lml中约含5μg的溶液，作为对照品溶液。

3. 测定法　照高效液相色谱法，精密量取供试品溶液、对照溶液与对照品溶液各20μl，分别注入高效液相色谱仪，记录色谱图至供试品溶液主成分峰保留时的3倍。供试品溶液色谱图中如有与对照品溶液色谱图中泼尼松龙峰保留时间一致的峰，按外标法以峰面积计算不得过0.5%；其他各杂质峰面积不得大于对照溶液主峰面积的0.5倍（0.5%），各杂质峰面积的和不得大于对照溶液主峰面积的1.5倍（1.5%）。供试品溶液色谱图中小于对照溶液主峰面积0.01倍的忽略不计。

【注意事项】

1. 本法适用于杂质与主成分的结构相似，响应因子基本相同，否则造成定量误差。

2. 流动相和样品溶液使用前需经过0.45μm微孔滤膜滤过。

【思考题】　试计算氢化可的松中有关物质的杂质限量。

四、肾上腺素中酮体的检查

【实验原理】　利用药物与杂质紫外特征吸收的差异进行检查，如果药物在杂质的某一吸收波长处没有吸收，则可在此波长处测定样品溶液的吸光度，通过控制样品溶液的吸光度来控制杂质限量。肾上腺素由酮体氢化制得，易引入酮体杂质。药物在310nm处没有吸收，而酮体有吸收，可以通过控制310nm处吸光度来控制酮体的限量。

【实验设备、材料及试剂】

1. 设备　紫外-可见分光光度计、分析天平等。

2. 材料　容量瓶等。

3. 试剂　肾上腺素、盐酸溶液（9→2000）等。

【实验步骤】　取肾上腺素，加盐酸溶液（9→2000）制成每 1ml 中含 2.0mg 的溶液，照紫外-可见分光光度法，在 310nm 波长处测定，吸光度不得过 0.05。

【注意事项】

1. 测定前要将紫外-可见分光光度计进行校正。

2. 以盐酸溶液（9→2000）为空白对照。

【思考题】

1. 试计算肾上腺素中酮体的杂质限量。

2. 盐酸溶液（9→2000）如何配制？

五、维生素 E 中生育酚的检查

【实验原理】　利用生育酚的还原性，在一定条件下可以被硫酸铈定量氧化。根据消耗 0.01mol/L 硫酸铈滴定液的体积来控制生育酚的限量。

【实验设备、材料及试剂】

1. 设备　分析天平等。

2. 材料　锥形瓶、酸式滴定管、滴管等。

3. 试剂　维生素 E、无水乙醇、二苯胺试液、0.01mol/L 硫酸铈滴定液等。

【实验步骤】　取维生素 E 0.10g，加无水乙醇 5ml 溶解后，加二苯胺试液 1 滴，用 0.01mol/L 硫酸铈滴定液滴定，消耗的 0.01mol/L 硫酸铈滴定液不得过 1.0ml。

【注意事项】　滴定终点至溶液由亮黄色转变为灰紫色，持续 10s。

【思考题】

1. 计算硫酸铈滴定液（0.01mol/L）的滴定度。

2. 试计算维生素 E 中生育酚的杂质限量。

六、硫酸阿托品中莨菪碱的检查

【实验原理】　利用药物与杂质有无旋光性的差异进行检查。硫酸阿托品是消旋体，无旋光；莨菪碱是左旋体，有旋光。通过测定一定浓度硫酸阿托品溶液的旋光度来控制莨菪碱的限量。

【实验设备、材料及试剂】

1. 设备　自动旋光仪、分析天平等。

2. 材料　擦镜纸、容量瓶等。

3. 试剂　硫酸阿托品、蔗糖基准物质等。

【实验步骤】　取硫酸阿托品，按干燥品计算，加水制成每 1ml 中含 50mg 的溶液，依法测定，旋光度不得过−0.40°。

【注意事项】

测定前应以蔗糖为基准物检查旋光计。精密称定经 105℃干燥 2h 的蔗糖适量，加水溶解制成每1ml含有蔗糖0.2g的溶液，依法测定。结果如表2-2。

表2-2 蔗糖不同温度时的比旋度

温度（℃）	15	20	25	30
比旋度	+66.68°	+66.60°	+66.53°	+66.45°

【思考题】

1. 试计算硫酸阿托品中莨菪碱的杂质限量。

2. 欣弗事件给予你的启示是什么？

（何春龙）

实验七 典型中药材和制剂的特征成分和有关物质检查

【实验目的】

1. 掌握中药材和中药制剂的特征成分或有关物质检查的操作方法。

2. 熟悉中药材和中药制剂的特征成分或有关物质检查的原理。

中药的检查主要包括特征成分检查、有关物质检查、一般杂质检查、微生物限度检查及农药残留量检查等。一般杂质检查、微生物限度检查和农药残留量检查主要收载于《中国药典》四部。特征成分是指在特定中药生产、炮制和储藏过程中某些可能发生降解或结构改变的有效成分，而有关物质则是指在特定中药的生产、炮制和储藏过程中引入的特定成分，通常是有害成分或混淆品的特征成分，其检查主要是利用品种和特征成分、有关物质的理化性质及生理作用的差异，采用物理、化学、药理、微生物的方法进行，收载于《中国药典》各品种项下。

一、红花中红色素的检查

本品为菊科植物红花 *Carthamus tinctorius* L. 的干燥花。

【实验原理】 本品主要成分为红色素、黄酮、酚酸等，药理研究表明红色素（主要是红花黄色素）对心血管疾病有较好疗效，但由于该类成分受日照、温度、湿度影响很大，储存不当易导致红花质量下降，红色素在518nm有最大吸收，因此采用分光光度法控制红色素含量，以保证红花药材的质量。

【实验设备、材料及试剂】

1. 设备 紫外-可见分光光度计、分析天平、恒温水浴箱等。

2. 材料 干燥器、研钵、锥形瓶、球形冷凝管、垂熔玻璃漏斗、容量瓶等。

3. 试剂 红花药材、80%丙酮溶液等。

【实验步骤】 取红花药材，置干燥器中干燥24h，研成细粉；取约0.25g，精密称定，置锥形瓶中，加80%丙酮溶液50ml；连接球形冷凝管，置50℃水浴上温浸90min，放冷，用3号垂熔玻璃漏斗滤过，收集滤液于100ml容量瓶中；用80%丙酮溶液25ml分次洗涤锥形瓶和滤器，洗液并入容量瓶中，加80%丙酮溶液至刻度。摇匀，照紫外-可见分光光度法，在518nm的波长处测定吸光度，不得低于0.20。

二、两面针中毛两面针的检查

两面针为芸香科植物两面针 *Zanthoxylum nitidum*（Roxb.）DC. 的干燥根，而毛两面针为芸香科植物毛两面针 *Zanthoxylum nitidum*（Roxb.）DC. F fastuosum How ex Huang 的干燥根。

【实验原理】 由于毛两面针在性状、地理分布等方面与两面针相似，且资源多于两面针，毛两面针充当两面针使用时有发生，为区别该混淆品，《中国药典》（2020年版）一部在两面针检查项下规定不得检出毛两面针的特征成分毛两面针素。

【实验设备、材料及试剂】

1. 设备 紫外线灯、超声仪、分析天平等。

2. 材料 具塞锥形瓶、容量瓶、漏斗、点样毛细管、展开缸、三号筛、滤纸、硅胶G薄层板等。

3. 试药 两面针、毛两面针素对照品、乙醇、甲醇、石油醚（60～90℃）、三氯甲烷等。

【实验步骤】 取毛两面针素对照品，加乙醇制成每1ml含1mg的溶液，作为对照品溶液。另取本品粉末（过三号筛）约1g，精密称定，置具塞锥形瓶中，加70%甲醇溶液20ml，超声处理（功率200W，频率59kHz）30min，放冷；滤过，滤液置50ml容量瓶中，滤渣和滤纸再加70%甲醇溶液20ml，同法超声处理30min，放冷；滤过，滤液置同一容量瓶中，滤渣和滤纸用适量70%甲醇溶液洗涤2次，洗液并入同一容量瓶中，加70%甲醇溶液至刻度，摇匀；取该溶液4ml，浓缩至2ml，作为供试品溶液。吸取上述两种溶液各2μl，分别点于同一硅胶G薄层板上，以石油醚（60～90℃)-三氯甲烷-甲醇（2∶13∶1）为展开剂，预饱和2min，展开，取出，晾干，置紫外线灯（365nm）下检视。供试品色谱中，在与对照品色谱相应的位置上，应不得显相同颜色的荧光斑点。

三、银杏叶片中黄酮苷元的检查

银杏叶为银杏科植物银杏 *Ginkgo biloba* L. 的干燥叶。将银杏叶用乙醇回流提取，浓缩后加至大孔吸附树脂柱，回收洗脱液并干燥得银杏叶提取物。银杏叶片为银杏叶提取物加工制成的片剂。

【实验原理】 银杏叶及其制剂中最重要的活性成分是黄酮类化合物和银杏内酯，由于黄酮苷的种类众多，难以直接测定其含量，目前主要测定3种苷元槲皮素、山柰酚、异鼠李素的含量，再乘以换算因子求得总黄酮醇苷含量，即总黄酮醇苷含量=（槲皮素含量+山柰酚含量+异鼠李素含量）×2.51。但银杏叶中黄酮苷元本身的含量很低，如人为添加槲皮素等黄酮苷元，则测得的总黄酮醇苷含量结果明显增高。为此，《中国药典》（2020年版）的银杏叶提取物及制剂项下均规定了黄酮苷元峰面积比的限度，要求槲皮素与山柰酚峰面积比在一定范围内。

【实验设备、材料及试剂】

1. 设备 高效液相色谱仪、紫外检测器、C_{18}色谱柱（250mm×4.6mm，5μm）、超声仪、分析天平、恒温水浴箱等。

2. 材料 研钵、锥形瓶、移液管、漏斗、容量瓶、球形冷凝管、微孔滤膜等。

3. 试剂 银杏叶片、槲皮素对照品、山柰酚对照品、25%盐酸溶液、甲醇、磷酸、色谱甲醇等。

【实验步骤】 照高效液相色谱法测定。

1. 色谱条件与系统适用性实验 以十八烷基硅烷键合硅胶为填充剂，以甲醇-0.4%磷酸溶液（50 ∶ 50）为流动相，检测波长为360nm。理论塔板数按槲皮素峰计算应不低于2500。

2. 对照品溶液的制备 取槲皮素对照品、山柰酚对照品适量，精密称定，加甲醇分别制成每1ml各含槲皮素30μg、山柰酚30μg的混合溶液，即得。

3. 供试品溶液的制备 取银杏叶片10片，除去包衣，精密称定，研细，取约相当于总黄酮苷19.2mg的粉末，精密称定，置具塞锥形瓶中，精密加入甲醇20ml，密塞，称定重量，超声处理（功率250W，频率33kHz）20min，放冷，再称定重量。用甲醇补足减失的重量，摇匀，滤过。精密量取续滤液10ml，置100ml锥形瓶中，加甲醇10ml与25%盐酸溶液5ml，摇匀，置水浴中加热回流30min，迅速冷却至室温，转移至50ml容量瓶中，用甲醇稀释至刻度，摇匀；滤过，取续滤液，即得。

4. 测定法 分别精密吸取对照品溶液与供试品溶液各10μl，注入高效液相色谱仪，测定槲皮素与山柰酚的峰面积比应为0.8～1.5。

【注意事项】

1. 采用分光光度法检查红花中红色素时，注意保证提取温度为50℃，温度过高导致红色素被破坏，影响检查结果。

2. 流动相和进样溶液使用前必须经过0.45μm微孔滤膜滤过。

【思考题】

1. 中药及其制剂中特征成分或有关物质检查对象的选用原则是什么？

2. 试比较中药与化学药有关杂质检查的异同点。

3. 采用高效液相色谱法检查银杏叶片时，流动相中均添加了一定量的磷酸，为什么？

4. 试计算红色素和毛两面针的杂质限量。

（李 杰）

第二部分　药物含量测定

实验八　酸碱滴定法测定阿司匹林含量

本品按干燥品计算，含阿司匹林（$C_9H_8O_4$）不得少于99.5%。

【实验目的】

1. 掌握酸碱滴定法的基本原理。

2. 掌握酸碱滴定法测定阿司匹林含量的操作方法及注意事项。

【实验原理】 阿司匹林结构中具有游离羧基而显酸性，易溶于乙醇或甲醇、丙酮等水溶性有机溶剂中，与氢氧化钠滴定液反应，根据消耗氢氧化钠滴定液的体积计算阿司匹林的含量。反应式如下：

COOH / $OCOCH_3$ + NaOH ⟶ COONa / $OCOCH_3$ + H_2O

【实验设备、材料及试剂】

1. 设备　分析天平等。

2. 材料　碘量瓶、碱式滴定管等。

3. 试剂　阿司匹林原料药、乙醇、酚酞指示液、氢氧化钠滴定液（0.1mol/L）等。

【实验步骤】 取阿司匹林原料药约0.4g，精密称定，加乙醇（对酚酞指示液显中性）20ml溶解后，加酚酞指示液3滴，用氢氧化钠滴定液（0.1mol/L）滴定。每1ml氢氧化钠滴定液（0.1mol/L）相当于18.02mg的$C_9H_8O_4$。按照下式计算含量：

$$含量\% = \frac{(V - V_0) \times T \times F}{W} \times 100\%$$

式中，V、V_0分别为供试品和空白测定时消耗滴定液的体积（ml）；F为氢氧化钠滴定液（0.1mol/L）的浓度校正因子；T为氢氧化钠滴定液（0.1mol/L）的滴定度；W为供试品称样量（mg）。

【注意事项】

1. 乙醇在使用前需先用氢氧化钠中和至对酚酞指示液显中性。

2. 注意供试品测定和空白测定时操作的平行原则。

3. 滴定应在不断振摇下稍快进行，以防止局部碱浓度过大，致使阿司匹林酯结构水解。

【思考题】

1. 如何做空白实验？

2. 滴定反应指示剂为什么选用在碱性区变色的酚酞？

3. 如何看待化学结构与理化性质、鉴别实验、含量测定之间的关系？

（孙丽君）

实验九 碘量法测定盐酸小檗碱含量

本品按无水物计算，含盐酸小檗碱（$C_{20}H_{18}ClNO_4$）不得少于98.0%。

【实验目的】

1. 掌握氧化还原法（间接碘量法）的基本原理。

2. 掌握间接碘量法测定盐酸小檗碱含量的操作方法。

【实验原理】 在一定条件下，加入定量过量的重铬酸钾与具有还原性的盐酸小檗碱反应，剩余的重铬酸钾与碘化钾反应，释放出碘，用 $Na_2S_2O_3$ 标准溶液滴定释放出的碘，根据消耗 $Na_2S_2O_3$ 标准溶液的体积计算盐酸小檗碱的含量。反应式如下：

$$2B^{+}+CrO_7^{2-} \longrightarrow B_2Cr_2O_7$$

$$CrO_7^{2-}+6I^{-}+14H^{+} \longrightarrow 3I_2+2Cr^{3+}+7H_2O$$

$$3I_2+6Na_2S_2O_3 \longrightarrow 6NaI+3Na_2S_4O_6$$

（B^+ 代表盐酸小檗碱）

【实验设备、材料及试剂】

1. 设备 分析天平等。

2. 材料 烧杯、电热套、容量瓶、滤纸、碘量瓶、碱式滴定管等。

3. 试剂 盐酸小檗碱原料药、碘化钾、盐酸溶液（1→2）、重铬酸钾标准溶液（0.01667mol/L）、硫代硫酸钠滴定液（0.1mol/L）、淀粉指示液等。

【实验步骤】 取盐酸小檗碱原粒药约0.3g，精密称定，置烧杯中，加水150ml，加热溶解，放冷，移至250ml容量瓶中，精密加重铬酸钾标准溶液（0.01667mol/L）50ml，加水至刻度，振摇5min，用干燥滤纸滤过，弃去初滤液，精密量取续滤液100ml，置250ml碘量瓶中，加碘化钾2g，振摇使溶解，加盐酸溶液（1→2）10ml，密塞，摇匀，在暗处放置10min，用硫代硫酸钠滴定液（0.1mol/L）滴定，至近终点时，加淀粉指示液2ml，继续滴定至蓝色消失溶液显亮绿色，并将滴定结果用空白实验进行校正。每1ml重铬酸钾标准溶液（0.01667mol/L）相当于12.39mg的 $C_{20}H_{18}ClNO_4$。

按照下式计算含量：

$$含量\%=\frac{(V_0-V)\times T\times F\times D}{W}\times 100\%$$

式中，V_0、V 分别为空白和供试品测定时消耗滴定液的体积（ml）；F 为硫代硫酸钠滴定液（0.1mol/L）的浓度校正因子；T 为硫代硫酸钠滴定液（0.1mol/L）的滴定度；W 为供试品称样量（mg）；D 为稀释体积和浓度单位换算因数。

【注意事项】

1. 为减少碘的挥发而引入的误差，测定要在室温下进行，滴定时不要剧烈摇动，并注意供试品测定和空白测定时操作的平行原则。

2. 加碘化钾后，要在暗处放置10min，以避免光照。

3. 近终点时加入淀粉指示液。

【思考题】

1. 简述间接碘量法测定盐酸小檗碱含量的测定原理。

2. 如何做空白实验？

3. 计算硫代硫酸钠滴定液（0.1mol/L）的滴定度。

4. 干过滤和湿过滤的区别是什么？

（孙丽君）

实验十　非水溶液滴定法测定咖啡因的含量

本品按干燥品计算，含咖啡因（$C_8H_{10}N_4O_2$）不得少于98.5%。

【实验目的】

1. 掌握非水溶液滴定法含量测定的基本原理。

2. 掌握非水溶液滴定法测定咖啡因含量的操作方法和注意事项。

【实验原理】 咖啡因属于中枢神经兴奋药，是一种黄嘌呤生物碱化合物，显弱碱性，在水溶液中用酸滴定液滴定没有明显突跃。咖啡因 pK_b 为14.2，在冰醋酸中没有足以辨认的滴定突跃，故在冰醋酸中加入不同量的乙酸酐为溶剂，使突跃显著增大，滴定反应顺利进行。

【实验设备、材料及试剂】

1. 设备　分析天平等。

2. 材料　恒温水浴箱、碘量瓶、酸式滴定管等。

3. 试剂　咖啡因原料药、乙酸酐、冰醋酸、高氯酸滴定液（0.1mol/L）、结晶紫指示液等。

【实验步骤】 取咖啡因原料药约0.15g，精密称定，加乙酸酐-冰醋酸（5 ∶ 1）的混合液25ml，微温使溶解，放冷，加结晶紫指示液1滴，用高氯酸滴定液（0.1mol/L）滴定至溶液显黄色，并将滴定的结果用空白实验校正。每1ml高氯酸滴定液（0.1mol/L）相当于19.42mg的咖啡因（$C_8H_{10}N_4O_2$）。按照下式计算含量：

$$含量\%=\frac{(V-V_0)\times T\times F}{W}\times 100\%$$

式中，V、V_0 分别为供试品溶液和空白溶液测定时消耗滴定液的体积（ml）；F 为高氯酸滴定液（0.1mol/L）的浓度校正因子；T 为高氯酸滴定液（0.1mol/L）的滴定度；W 为供试品称样量（mg）。

【注意事项】

1. 加乙酸酐-冰醋酸（5 ∶ 1）溶解样品后，应在放冷的条件下进行实验操作。

2. 注意供试品测定和空白测定时操作的平行原则。

【思考题】

1. 简述非水溶液滴定法主要测定哪几类药物的含量。

2. 在冰醋酸中加入不同量的乙酸酐为溶剂时，为什么会使得本滴定反应顺利进行？

（孙丽君）

实验十一　氧瓶燃烧法测定非诺贝特片的含量

本品含非诺贝特（$C_{20}H_{21}ClO_4$）应为标示量的93.0%～107.0%。

【实验目的】

1. 掌握氧瓶燃烧法的基本原理。

2. 掌握氧瓶燃烧法测定非诺贝特片剂含量的操作方法及注意事项。

【实验原理】 本法系将分子中含有卤素或硫等元素的有机药物在充满氧气的燃烧瓶中进行燃烧，待燃烧产物被吸入吸收液后，再采用适宜的分析方法来检查或测定卤素或硫等元素的含量。

仪器装置：燃烧瓶为磨口、硬质玻璃锥形瓶，瓶塞应严密、空心，底部熔封铂丝一根（直径为1mm），铂丝下端做成网状或螺旋状，长度约为瓶身长度的2/3，如图2-3。

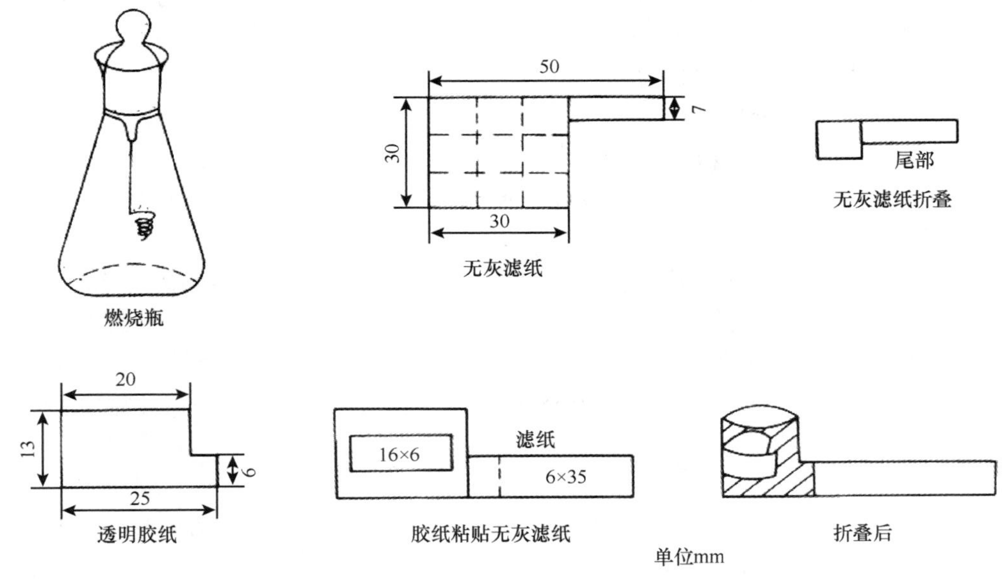

图2-3　氧瓶燃烧法的仪器装置与样品包装示意图

非诺贝特为含氯有机药物，经氧瓶燃烧转变为单质氯，被定量吸收于氢氧化钠吸收液中，转变为氯离子，与定量过量的硝酸银滴定液反应，生成氯化银沉淀，剩余的硝酸银滴定液用硫氰酸铵滴定液回滴定，以硫酸铁铵指示液指示终点，根据消耗的硫氰酸铵滴定液的体积计算含量。化学反应式如下：

$$Cl-C_6H_4-CO-C_6H_4-O-C(CH_3)_2-COOCH(CH_3)_2 \xrightarrow[NaOH]{\text{氧瓶燃烧}} NaCl$$

$$Cl^- + Ag^+ \text{（定量、过量）} \longrightarrow AgCl\downarrow$$

$$Ag^+ \text{（剩余）} + SCN^- \longrightarrow AgSCN\downarrow$$

$$SCN^- + Fe^{3+} \longrightarrow \underset{\text{（粉红色）}}{Fe(SCN)^{2+}}$$

【实验设备、材料及试剂】

1. 设备　分析天平等。

2. 材料　燃烧瓶（500ml）、滴定管、移液管、量筒、无灰定量滤纸等。

3. 试剂　非诺贝特片、0.4%氢氧化钠溶液、稀硝酸、硝酸银滴定液（0.02mol/L）、硫氰酸铵滴定液（0.02mol/L）、硝基苯、硫酸铁铵指示液等。

【实验步骤】　取非诺贝特片10片，精密称定，研细，精密称取细粉约45mg，置于无灰定量滤纸的中心，按规定的方式折叠后，固定于铂丝下端的螺旋网中，使尾部露出。另在燃烧瓶中加入0.4%氢氧化钠溶液10ml作为吸收液，小心通入氧气1～2min（通气管尖端应接近液面，使瓶内空气排尽），立即点燃包有供试品的滤纸尾部，迅速放入燃烧瓶中，按紧瓶塞，待燃烧完毕（应无黑色碎片），用少量水封闭瓶口，放置15min，使生成的烟雾完全被吸收液吸收。用少量水冲洗瓶塞及铂丝，洗液并入吸收液中。加稀硝酸5ml，精密加入硝酸银滴定液（0.02mol/L）25ml，充分振摇，加入硫酸铁铵指示液2ml，振摇后加入3ml硝基苯，振摇，用硫氰酸铵滴定液（0.02mol/L）滴定至淡粉色为终点，并将滴定结果用空白实验校正。每1ml硝酸银滴定液（0.02mol/L）相当于7.217mg的非诺贝特（$C_{20}H_{21}ClO_4$）。

按下式计算非诺贝特片标示量的百分含量：

$$\text{标示量\%}=\frac{(V_0-V)\times T\times F\times \bar{W}}{W\times S}\times 100\%$$

式中，V_0、V分别为空白实验和供试品测定时消耗的硫氰酸铵滴定液的体积（ml）；T为硫氰酸铵滴定液（0.02mol/L）的滴定度；F为硫氰酸铵滴定液（0.02mol/L）的浓度校正因子；W为称取片粉的重量（g）；$\bar{W}$为平均片重（g）；S为非诺贝特片的标示量。

【注意事项】

1. 注意供试品测定和空白测定的平行原则。

2. 滤纸不宜包得过紧，以免燃烧不充分。

3. 燃烧时应将燃烧瓶放置于一定防护设备中，并在瓶底垫以软布，以防瓶子炸裂。

4. 燃烧时将瓶塞用手按紧，以免燃烧时气体将塞子冲开。

【思考题】

1. 银量法测定氯离子含量时，指示终点的方法有哪些？

2. 本实验中加入硝基苯的目的是什么？

3. 简述氧瓶燃烧法测定含卤素有机药物（卤素直接连接在苯环或杂环上）含量的基本原理。

（何春龙）

实验十二　凯氏定氮法测定乙酰胺注射液含量

本品为乙酰胺的灭菌水溶液，含乙酰胺（C_2H_5NO）应为标示量的95.0%～105.0%。

【实验目的】

1. 掌握凯氏定氮法（半微量法）的基本原理。

2. 掌握凯氏定氮法测定含氮有机化合物含量的操作方法与注意事项。

【实验原理】 采用凯氏定氮法：乙酰胺与氢氧化钠溶液反应，释放出氨气，随着水蒸气蒸馏被硼酸溶液吸收，转化为硼酸铵的形式；用已知浓度的硫酸标准溶液滴定，生成硫酸铵和硼酸。根据消耗的硫酸滴定液体积计算乙酰胺的含量。详见附2-3。

【实验设备、材料及试剂】

1. 设备　凯氏定氮蒸馏装置等。

2. 材料　滴定管、移液管、容量瓶、玻璃珠或沸石、锥形瓶等。

3. 试剂　乙酰胺注射液、2%硼酸溶液、混合指示液（0.1%甲基红乙醇溶液：0.1%溴甲酚绿乙醇溶液=1：5临用时混合）、甲基红指示液、稀硫酸、40%氢氧化钠溶液、硫酸滴定液（0.005mol/L）等。

【实验步骤】

1. 供试品溶液的制备　精密量取乙酰胺注射液适量（约相当于乙酰胺0.5g），置50ml容量瓶中，加水稀释至刻度，摇匀，即得。

2. 清洗凯氏定氮蒸馏装置　凯氏定氮蒸馏装置见图2-4，于水蒸气发生器（A）内装水适量与甲基红指示液数滴，加稀硫酸使呈酸性，加入数粒玻璃珠或沸石，从D漏斗加水约50ml，关闭G夹，开放冷凝水，煮沸A瓶中的水，当蒸汽从冷凝管尖端冷凝流出时，移去火源，关H夹，使C瓶中的水反抽至B瓶，开G夹，放出B瓶中的水，关B瓶及C夹，将冷凝管尖端插入约50ml水中，使水自冷凝管尖端反抽至C瓶，再抽至B瓶，如此反复洗涤2～3次。

3. 供试品测定　在凯氏定氮蒸馏装置的接收瓶（F）中加入10ml 2%硼酸溶液及混合指示液5滴，并使冷凝管（E）的尖端插入液面下，精密吸取供试品溶液1.0ml，由小漏斗（D）流入蒸馏瓶（C），并以少量水洗涤漏斗使流入蒸馏瓶内，

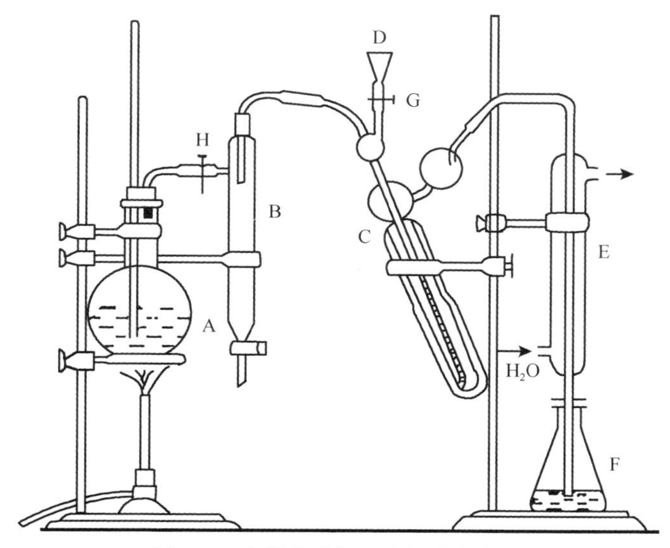

图 2-4 半微量法凯氏定氮蒸馏装置

再加入 10ml 40% 氢氧化钠溶液，用少量水再洗涤漏斗数次，关闭夹子（G），并加水于小漏斗内以防漏气，加热 A 瓶，开始蒸馏，至硼酸溶液开始由酒红色变为蓝绿色时起，继续蒸馏约 10min，使冷凝管尖端提出液面，再蒸馏 1min，然后用少量水冲洗冷凝管尖端。取下接收瓶，用硫酸滴定液（0.005mol/L）滴定至溶液由蓝绿色变为灰紫色为终点，同法作空白实验（空白和供试品所得馏出液的容积应基本相同，70～75ml）校正。每 1ml 硫酸滴定液（0.005mol/L）相当于 0.5907mg 的乙酰胺（C_2H_5NO）。按下式计算乙酰胺注射液标示量的百分含量：

$$标示量\%=\frac{(V-V_0)\times T\times F\times D}{V_{样}\times S}\times 100\%$$

式中，V、V_0 分别为供试品和空白实验消耗的硫酸滴定液体积（ml）；T 为硫酸滴定液的滴定度；F 为硫酸滴定液的浓度校正因子；D 为供试品稀释倍数；$V_{样}$为供试品取样量（ml）；S 为乙酰胺注射液的标示量。

【注意事项】

1. 清洗凯氏定氮蒸馏装置至少 15min。

2. 要知氨是否被蒸馏完全，可用 pH 试纸检测馏出液是否为碱性。

【思考题】 湿法破坏有哪几种方法？

附 2-3

氮测定法

本法系依据含氮有机物经硫酸消化后，生成的硫酸铵被氢氧化钠分解释放出氨，后者借水蒸气被蒸馏入硼酸液中生成硼酸铵，最后用强酸滴定，依据强酸消耗量可计算出供试品的氮含量。

第一法（常量法） 取供试品适量（相当于含氮量25～30mg），精密称定，供试品如为固体或半固体，可用滤纸称取，并连同滤纸置干燥的500ml凯氏烧瓶中；然后依次加入硫酸钾（或无水硫酸钠）10g和硫酸铜粉末0.5g，再沿瓶壁缓缓加硫酸20ml；在凯氏烧瓶口放一小漏斗并使凯氏烧瓶呈45°斜置，用直火缓缓加热，使溶液的温度保持在沸点以下，等泡沸停止，强热至沸腾，待溶液呈澄明的绿色后，除另有规定外，继续加热30min，放冷。沿瓶壁缓缓加水250ml，振摇使混合，放冷后，加40%氢氧化钠溶液75ml，注意使沿瓶壁流至瓶底，自成一液层，加锌粒数粒，用氮气球将凯氏烧瓶与冷凝管连接；另取2%硼酸溶液50ml，置500ml锥形瓶中，加甲基红-溴甲酚绿混合指示液10滴；将冷凝管的下端插入硼酸溶液的液面下，轻轻摆动凯氏烧瓶，使溶液混合均匀，加热蒸馏，至接收液的总体积约为250ml时，将冷凝管尖端提出液面，蒸汽冲洗约1min，用水淋洗尖端后停止蒸馏；馏出液用硫酸滴定液（0.05mol/L）滴定至溶液由蓝绿色变为灰紫色，并将滴定的结果用空白实验校正。每1ml硫酸滴定液（0.05mol/L）相当于1.401mg的氮。

第二法（半微量法） 蒸馏装置如图2-4。图中A为1000ml圆底烧瓶，B为安全瓶，C为连有氮气球的蒸馏器，D为漏斗，E为直形冷凝管，F为100ml锥形瓶，G、H为橡皮管夹。

取供试品适量（相当于含氮量1.0～2.0mg），精密称定，置干燥的30～50ml凯氏烧瓶中，加硫酸钾（或无水硫酸钠）0.3g与30%硫酸铜溶液5滴，再沿瓶壁滴加硫酸2.0ml；在凯氏烧瓶口放一小漏斗，并使烧瓶呈45°斜置，用小火缓缓加热使溶液保持在沸点以下，等泡沸停止，逐步加大火力，沸腾至溶液呈澄明的绿色后，除另有规定外，继续加热10min，放冷，加水2ml。取2%硼酸溶液10ml，置100ml锥形瓶中，加甲基红-溴甲酚绿混合指示液5滴，将冷凝管尖端插入液面下。然后，将凯氏烧瓶中内容物经由D漏斗转入C蒸馏瓶中，用水少量淋洗凯氏烧瓶及漏斗数次，再加入40%氢氧化钠溶液10ml，用少量水再洗漏斗数次，关G夹，加热A瓶进行蒸汽蒸馏，至硼酸液开始由酒红色变为蓝绿色时起，继续蒸馏约10min后，将冷凝管尖端提出液面，蒸汽继续冲洗约1min，用水淋洗尖端后停止蒸馏。馏出液用硫酸滴定液（0.005md/L）滴定至溶液由蓝绿色变为灰紫色，并将滴定的结果用空白（空白和供试品所得馏出液的容积应基本相同，70～75ml）实验校正。每1ml硫酸滴定液（0.005mol/L）相当于0.1401mg的氮。

取用的供试品如在0.1g以上时，应适当增加硫酸的用量，使消解作用完全，并相应地增加40%氢氧化钠溶液的用量。

【附注】

（1）蒸馏前应蒸洗蒸馏器15min以上。

（2）硫酸滴定液（0.005mol/L）的配制：精密量取硫酸滴定液（0.05mol/L）100ml，置于1000ml容量瓶中，加水稀释至刻度，摇匀。

第三法（定氮仪法） 本法适用于常量及半微量法测定含氮化合物中氮的含量。

半自动定氮仪由消化仪和自动蒸馏仪组成；全自动定氮仪由消化仪、自动蒸馏仪和滴定仪组成。

根据供试品的含氮量参考常量法（第一法）或半微量法（第二法）称取样品置消化管中，依次加入适量硫酸钾、硫酸铜和硫酸，把消化管放入消化仪中，按照仪器说明书的方法开始消解［通常为150℃，5min（去除水分）；350℃，5min（接近硫酸沸点）；400℃，60～80min］至溶液呈澄明的绿色，再继续消化10min，取出，冷却。

将配制好的碱液、吸收液和适宜的滴定液分别置自动蒸馏仪相应的瓶中，按照仪器说明书的要求将已冷却的消化管装入正确位置，关上安全门，连接水源，设定好加入试剂的量、时间、清洗条件及其他仪器参数等，如为全自动定氮仪，即开始自动蒸馏和滴定。如为半自动定氮仪，则取馏出液照第一法或第二法滴定，测定氮的含量。

（何春龙）

实验十三 紫外-可见分光光度法测定对乙酰氨基酚片含量

本品含对乙酰氨基酚（$C_8H_9NO_2$）应为标示量的95.0%～105.0%。

【实验目的】

1. 掌握紫外-可见分光光度法含量测定的基本原理。

2. 掌握紫外-可见分光光度法测定对乙酰氨基酚片含量的基本方法。

【实验原理】 对乙酰氨基酚结构中具有苯环，显紫外吸收光谱特性，故在最大吸收波长处测定吸收度，对乙酰氨基酚（$C_8H_9NO_2$）的吸收系数（$E_{1cm}^{1\%}$）为715，可按朗伯-比尔定律计算对乙酰氨基酚片标示量的百分含量。

【实验设备、材料及试剂】

1. 设备 紫外-可见分光光度计、分析天平等。

2. 材料 研钵、容量瓶、移液管、漏斗等。

3. 试剂 对乙酰氨基酚片、0.4%氢氧化钠溶液等。

【实验步骤】

1. 供试品溶液的制备 取对乙酰氨基酚片20片，精密称定，研细，精密称取适量（约相当于对乙酰氨基酚40mg），置250ml容量瓶中，加0.4%氢氧化钠溶液50ml与水50ml，振摇15min，用水稀释至刻度，摇匀，滤过，精密量取续滤液5ml，置100ml容量瓶中，加0.4%氢氧化钠溶液10ml，用水稀释至刻度，摇匀。

2. 测定法 取供试品溶液，在257nm的波长处测定吸光度，按下式计算对乙酰氨基酚片标示量的百分含量：

$$标示量\%=\frac{A/E_{1cm}^{1\%}\times D\times \bar{W}}{W\times S}\times 100\%$$

式中，A 为供试品溶液的吸收度；$E_{1cm}^{1\%}$ 为对乙酰氨基酚的吸收系数；D 为稀释体积和浓度单位换算因数；W 为称样量（g）；$\bar{W}$ 为平均片重（g）；S 为对乙酰氨基酚片的标示量。

【注意事项】

1. 注意相关事宜，如吸收池的选择、吸收池的配对、装入溶液的高度等。

2. 对紫外-可见分光光度计进行校正，减少测定误差。

【思考题】

1. 简述吸收系数法定量的优点和缺点。

2. 定量测定的过滤环节中，初滤液和续滤液有什么不同？

（孙丽君）

实验十四　紫外-可见分光光度法测定牡丹皮的含量

本品按干燥计算，含丹皮酚（$C_9H_{10}O_3$）不得少于1.2%。

【实验目的】

1. 了解丹皮酚的结构和理化性质。

2. 掌握用吸收系数（$E_{1cm}^{1\%}$）进行含量测定的原理和方法。

【实验原理】 丹皮酚易溶于热水，能够随着水蒸气蒸馏出来，同时具有紫外吸收。本实验采用水蒸气蒸馏法对牡丹皮中的丹皮酚进行蒸馏提取，在最大吸收波长处测定吸收度，丹皮酚（$C_9H_{10}O_3$）的吸收系数（$E_{1cm}^{1\%}$）为862，可按朗伯-比尔定律求出牡丹皮中丹皮酚的百分含量。丹皮酚结构式如下：

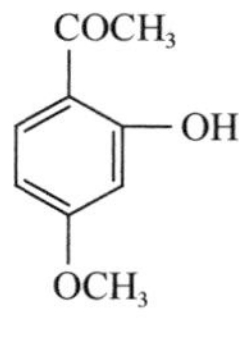

COCH$_3$
OH
OCH$_3$

【实验设备、材料及试剂】

1. 设备　紫外-可见分光光度计、分析天平等。

2. 材料　水蒸气蒸馏装置、圆底烧瓶（1000ml）、容量瓶（500ml）等。

3. 试剂　牡丹皮药材等。

【实验步骤】 取牡丹皮药材粗粉约0.2g，精密称定，置1000ml圆底烧瓶中，加入水（加入量为烧瓶体积的2/3），用水蒸气蒸馏，收集馏出液约450ml，加水定容至500ml，摇匀，照紫外-可见分光光度法（通则0401），以水为空白，在274nm波长处测定吸收度，已知丹皮酚（$C_9H_{10}O_3$）的吸收系数（$E_{1cm}^{1\%}$）为862，按下式计算丹皮酚的百分含量：

$$丹皮酚\%=\frac{A/E_{1cm}^{1\%}\times D}{W}\times 100\%$$

式中，A 为馏出液的吸收度；$E_{1cm}^{1\%}$ 为丹皮酚的吸收系数；W 为称样量（g）；D 为稀释体积和浓度单位换算因数。

【注意事项】

1. 吸收池要洁净，并注意配对使用。

2. 对紫外-可见分光光度计进行校正，减少测定误差。

【思考题】

1. 简述吸收系数法定量的优点和缺点。

2. 为什么要收集馏出液至约450ml？

3. 中药有效成分提取方法有哪些？

（孙丽君）

实验十五　紫外-可见分光光度法测定槐米中总黄酮含量

将豆科植物槐（*Sophora japonica* L.）的干燥花及花蕾，夏季花开放或花蕾形成时采收，及时干燥，除去枝、梗及杂质。前者习称“槐花”，后者习称“槐米”。本实验的药材是槐米，本品按干燥品计算，含总黄酮以无水芦丁（$C_{27}H_{30}O_{16}$）计，不得少于20.0%。

【实验目的】

1. 掌握紫外-可见分光光度法测定含量的基本原理。

2. 掌握紫外-可见分光光度法测定槐米中总黄酮含量的基本方法。

【实验原理】 槐米中的主要化学成分是黄酮类，主要有芦丁（$C_{27}H_{30}O_{16}$）、槲皮素（$C_{15}H_{10}O_7$）、槲皮苷（$C_{21}H_{20}O_{11}$），其中，芦丁（$C_{27}H_{30}O_{16}$）是主要代表性成分之一。

黄酮类化合物均含有α-苯基色原酮基本结构，羰基与2个苯环形成2个较强的共轭体系，有两个紫外特征吸收区域，最大吸收波长随各化合物不同而略有移动。第一个吸收区域是300～400nm，第二个区域是240～280nm。本实验以芦丁的最大吸收波长360nm作为测定波长，根据其他共存的黄酮类化合物在360nm均具有较大吸收的性质，以芦丁为对照，测定槐米中含总黄酮相当于芦丁（$C_{27}H_{30}O_{16}$）的百分含量。

【实验设备、材料及试剂】

1. 设备　紫外-可见分光光度计、分析天平、粉碎机、超声仪、恒温水浴箱等。

2. 材料　索氏提取器、具塞锥形瓶、漏斗、容量瓶、移液管、蒸发皿等。

3. 试剂　芦丁对照品、槐米药材、甲醇、石油醚（60～90℃）等。

【实验步骤】

1. 标准曲线的制备 取120℃干燥至恒重的芦丁对照品约5mg，精密称定，置100ml容量瓶中，加甲醇溶解并稀释至刻度，摇匀，作为对照品溶液。精密量取对照品溶液1.0ml、2.0ml、3.0ml、4.0ml、5.0ml分别置10ml容量瓶中，加甲醇稀释至刻度，摇匀，以甲醇为空白，照紫外-可见分光光度法［《中国药典》（2020年版）通则0401］，分别在360nm波长处测定吸收度。以吸收度（*A*）为纵坐标，浓度（*C*，单位为μg/ml）为横坐标，绘制标准曲线。

2. 样品测定 将槐米药材干燥，粉碎成细粉，称取约1.5g，置索氏提取器中，加石油醚（60～90℃）60ml，加热回流至无色，放冷，弃去醚液；取出脱脂药粉，置蒸发皿上，挥去溶剂至干，称取该药粉约1g，精密称定，置具塞锥形瓶中，精密加入甲醇50ml，称重，超声萃取30min，用甲醇补足减失的重量，滤过；精密量取续滤液2ml，置50ml容量瓶中，用甲醇稀释至刻度，再精密量取该稀释液1ml，置10ml容量瓶中，加甲醇至刻度，作为供试品溶液。在360nm处，以甲醇为空白，测定供试品溶液的吸收度，从标准曲线上查出供试品溶液中含总黄酮相当于芦丁的浓度（C_x，单位为μg/ml）。

按下式计算槐米中含总黄酮相当于芦丁（$C_{27}H_{30}O_{16}$）百分含量：

$$总黄酮\%=\frac{C_x \times D}{W}\times 100\%$$

式中，C_x为供试品溶液的浓度（μg/ml）；D为稀释体积和浓度单位换算因数；W为药粉称样量（g）。

【注意事项】

1. 标准曲线制备和供试品测定时，要注意操作的平行原则。

2. 注意相关事宜，如吸收池的选择、吸收池的配对、装入溶液的高度等。

【思考题】

1. 定量测定的过滤环节中，初滤液和续滤液有什么不同？

2. 样品测定项下加石油醚回流的目的是什么？

3. 槐米中的总黄酮测定方法：与铝离子配合后比色法测定（以芦丁为对照）；用紫外-可见分光光度法测定（以芦丁为对照）。简述两种方法的优缺点。

（孙丽君）

实验十六 酸性染料比色法测定硫酸阿托品注射液的含量

本品含硫酸阿托品［$(C_{17}H_{23}NO_3)_2 \cdot H_2SO_4 \cdot H_2O$］应为标示量的90.0%～110.0%。

【实验目的】

1. 掌握酸性染料比色法测定含量的基本原理。

2. 掌握硫酸阿托品注射液含量测定的操作方法及注意事项。

【实验原理】 在一定的pH溶液中，碱性药物（B）与氢离子（H^+）结合成阳离子（BH^+），而一些酸性染料（HIn）在此条件下可解离成阴离子（In^-），阴阳离子定量结合成有色离子对（BH^+In^-），可以定量地被有机溶剂萃取。分取有机相，测定有机相中有色离子对的吸收度，进行碱性药物的含量测定；也可以将离子对碱化后使染料定量释放出来，然后测定染料的吸收度，利用染料的吸收度和碱性药物的浓度成正比的关系，测定碱性药物的含量。

本实验根据上述原理，使阿托品与溴甲酚绿定量的结合，用三氯甲烷提取离子对，然后加碱碱化，定量释出染料溴甲酚绿，比色法测定，即可测得阿托品的含量。

【实验设备、材料及试剂】

1. 设备　紫外-可见分光光度计、分析天平等。

2. 材料　移液管、容量瓶、分液漏斗等。

3. 试剂　硫酸阿托品注射液、硫酸阿托品对照品、溴甲酚绿溶液（取溴甲酚绿50mg与邻苯二甲酸氢钾1.021g，加0.2mol/L氢氧化钠溶液6.0ml使溶解，再用水稀释至100ml，摇匀，必要时滤过）、三氯甲烷等。

【实验步骤】

1. 对照品溶液的制备　取硫酸阿托品对照品约25mg，精密称定，置25ml容量瓶中，加水溶解并稀释至刻度，摇匀，精密量取5ml，置100ml容量瓶中，用水稀释至刻度，摇匀。

2. 供试品溶液的制备　精密量取本品适量（约相当于硫酸阿托品2.5mg），置50ml容量瓶中，用水稀释至刻度，摇匀。

3. 测定法　精密量取供试品溶液与对照品溶液各2ml，分别置预先精密加入三氯甲烷10ml的分液漏斗中，各加溴甲酚绿溶液2.0ml，振摇提取2min后，静置使分层，分取澄清的三氯甲烷液，在420nm的波长处分别测定吸光度，计算，并将结果乘以1.027。按下式计算硫酸阿托品注射液标示量的百分含量：

$$\text{标示量}\%=\frac{C_x\times D\times 1.027}{V\times S}\times 100\%$$

式中，C_x为供试品溶液的浓度（μg/ml）；V为吸取注射液的体积（ml）；D为稀释体积和浓度单位换算因数；1.027为硫酸阿托品［$(C_{17}H_{23}NO_3)_2\cdot H_2SO_4\cdot H_2O$］与硫酸阿托品对照品［无水硫酸阿托品$(C_{17}H_{23}NO_3)_2\cdot H_2SO_4$］的分子量换算系数；$S$为阿托品注射液的标示量。

【注意事项】

1. 充分振摇，放置，使两相分配达到平衡。

2. 所用玻璃仪器均要洗涤干净并事先干燥好。

3. 分液漏斗使用前先试塞子是否配套。活塞处涂抹润滑剂后放入少量三氯甲烷，静置，应无漏液现象。

【**思考题**】

1. 酸性染料比色法的主要影响因素有哪些？如何减小实验误差？

2. 在本实验中，分液漏斗活塞部位的润滑剂采用凡士林不合适，合适的润滑剂是什么？为什么？

（孙丽君）

实验十七　三点校正法测定维生素 A 软胶囊的含量

本品含维生素 A 应为标示量的 90.0%～120.0%。

【**实验目的**】

1. 掌握紫外-可见分光光度法测定含量的基本原理与方法。

2. 掌握用三点校正法测定维生素 A 含量的测定方法及操作注意事项。

【**实验原理**】 维生素 A 软胶囊系取维生素 A，加精炼食用植物油（在 0℃左右脱去固体脂肪）溶解并调整浓度后制成。维生素 A 在 325～328nm 波长内有最大吸收，可用于含量测定，但共存的异构体在此波长范围内也有吸收，对维生素 A 的含量测定有干扰。为了消除共存的异构体对测定的干扰，采用“三点校正法”测定。

三点校正法系取三点波长，其选择依据：一点选择在维生素 A 的最大吸收波长处（λ_1=328nm）；其他两点在 λ_1 的两侧各选一点（λ_2=316nm；λ_3=340nm），且使 $\lambda_3-\lambda_1=\lambda_1-\lambda_2$。本实验的测定波长分别为 300、316、328、340、360nm，分别于各波长处测得吸收度后，计算各吸收度 A_i 与 A_{328} 的比值（即 A_i/A_{328}），分别与规定的吸光度比值相减，即得到 5 个差值，按如下的规定进行数据处理和含量计算，《中国药典》规定的吸光度比值见表 2-3。

表 2-3　各波长处吸收度比值的规定值

波长（nm）	吸收度比值
300	0.555
316	0.907
328	1.000
340	0.811
360	0.299

如果最大吸收波长在 326～329nm 内，且所得各差值均不超过规定的 ±0.02，可用 A_{328} 值计算维生素 A 的含量。

如果最大吸收波长在 326～329nm 内，所测得各差值有一个或几个超过规定

的 ±0.02，可用下式计算出校正后的吸收度［$A_{328（校正）}$］。

$$A_{328（校正）}=3.52（2A_{328}-A_{316}-A_{340}）$$

如果［$A_{328（校正）}-A_{328}$］/A_{328}×100% 所得的数值不超过 ±3.0%，则不用校正吸收度，仍以未校正的吸收度 A_{328} 值计算含量。

如果［$A_{328（校正）}-A_{328}$］/A_{328}×100% 所得的数值在-15%～-3.0%，则以校正吸收度 $A_{328（校正）}$ 计算含量。

如果［$A_{328（校正）}-A_{328}$］/A_{328}×100% 所得的数值＜-15% 或＞ 3.0%，或者最大吸收波长不在 326～329nm，则供试品须按“皂化法”测定。

当确定了要采用 $A_{328（校正）}$ 或 A_{328} 时，将其相应的吸收度值代入下式，计算标示量的百分含量：

$$A=E_{1cm}^{1\%}\times C_x\times L(E_{1cm}^{1\%}=1530;\ L=1cm)$$

$$标示量\%=\frac{C_x}{C_{标示}}\times100\%$$

式中，C_x 为供试品溶液中维生素 A 醋酸酯的测定浓度（g/100ml）；$C_{标示}$为供试品溶液中维生素 A 醋酸酯的标示浓度（12 IU/ml）。

注：1IU（国际单位）等于 0.344μg 维生素 A 醋酸酯。

【实验设备、材料及试剂】

1. 设备　紫外-可见分光光度计等。

2. 材料　烧杯、镊子、小刀、烧杯、容量瓶、移液管等。

3. 试剂　维生素 A 软胶囊、环己烷等。

【实验步骤】 取维生素 A 软胶囊内容物，用环己烷充分溶解内容物并转移至小烧杯，其后转移至 25ml 容量瓶中，再用适量环己烷少量多次洗涤小烧杯，洗液并入容量瓶中，用环己烷稀释至刻度，摇匀，精密量取适量，置另一 25ml 容量瓶中，用环己烷稀释至刻度，使制成每 1ml 含维生素 A 全反式醋酸酯 12IU 的溶液，照紫外-可见分光光度法（通则 0401），分别于 300、316、328、340、360nm 处测定吸收度，按【实验原理】项下的规定进行数据处理和含量计算。

【注意事项】

1. 对维生素 A 软胶囊内容物的定量转移环节，要尽可能减少实验误差。

2. 注意测定的相关事宜，如吸收池的选择、吸收池的配对等。

【思考题】

1. 为什么要对维生素 A 的吸收度进行校正？

2. 在用紫外-可见分光光度法测定维生素 A 的吸收度时，为什么要将维生素 A 溶液的浓度控制在每 1ml 内含 9～15IU？

（孙丽君）

实验十八 双波长法测定复方氨基酸注射液中色氨酸的含量

本品为18种氨基酸与山梨醇配制而成的灭菌水溶液，含色氨酸应为标示量的80.0%～120.0%。

【实验目的】

1. 掌握双波长法测定含量的基本原理与基本方法。

2. 掌握双波长法测定复方制剂中各组分含量的方法。

3. 掌握复方氨基酸注射液中色氨酸含量测定的操作条件及要点。

【实验原理】 在待测组分（a）的最大吸收波长（测定波长，λ_1）处测定待测组分（a）和干扰组分（b）的吸收度总和；选另一适当波长（参比波长，λ_2）测定吸收度，干扰组分在测定波长和参比波长处的吸收度相等，即 $A_{\lambda_1}^{b}=A_{\lambda_2}^{b}$，而待测组分在这两个波长处吸收度的差值足够大。

$$\Delta A=A_{\lambda_1}^{a+b}-A_{\lambda_2}^{a+b}=(A_{\lambda_1}^{a}+A_{\lambda_1}^{b})-(A_{\lambda_2}^{a}+A_{\lambda_2}^{b})$$

$$=A_{\lambda_1}^{a}-A_{\lambda_2}^{a}=(\varepsilon_{\lambda_1}-\varepsilon_{\lambda_2})C_{a}l$$

$$\Delta A\propto C_{a}$$

18种氨基酸中仅色氨酸和酪氨酸在280～310nm内有紫外吸收，且两者的吸收曲线在此波长范围内有交叉，用紫外-可见分光光度法测定色氨酸的含量时，酪氨酸对测定有干扰。色氨酸的最大吸收波长为280nm，酪氨酸在280nm（测定波长）和303nm附近（参比波长）处的吸收度相等。以测定波长和参比波长处吸收度的差值（ΔA）与色氨酸浓度成正比的关系进行定量，可以准确地测得复方氨基酸注射液中色氨酸的含量，酪氨酸对测定没有干扰。

【实验设备、材料及试剂】

1. 设备 紫外-可见分光光度计、分析天平等。

2. 材料 容量瓶、移液管等。

3. 试剂 复方氨基酸注射液、色氨酸对照品、酪氨酸对照品、氢氧化钠溶液（0.1mol/L）等。

【实验步骤】 照紫外-可见分光光度法（通则0401）测定。

1. 对照溶液的制备

对照品溶液（1）：取色氨酸对照品适量，精密称定，加氢氧化钠溶液（0.1mol/L）溶解并定量稀释制成每1ml中约含18.0μg的溶液，摇匀。

对照品溶液（2）：取酪氨酸对照品适量，精密称定，加氢氧化钠溶液（0.1mol/L）溶解并定量稀释制成每1ml中约含5.0μg的溶液，摇匀。

2. 供试品溶液的制备 精密量取复方氨基酸注射液2ml，置100ml容量瓶中，用氢氧化钠溶液（0.1mol/L）稀释至刻度，摇匀。

3. 测定法　取对照品溶液（2），以280nm为测定波长（λ_1），在303nm波长附近（每间隔0.2nm）选择等吸光度点波长为参比波长（λ_2）。要求$\Delta A=A_{\lambda_2}-A_{\lambda_1}=0$，再在$\lambda_2$与$\lambda_1$波长处分别测定对照品溶液（1）与供试品溶液的吸光度，求出各自的吸光度差值（ΔA），按下式计算标示量的百分含量：

$$标示量\%=\frac{C_x \times D}{V \times S} \times 100\% \quad \Delta A_{供}/\Delta A_{对}=C_x/C_{对}$$

式中，C_x和$C_{对}$分别为供试品溶液和对照品溶液的浓度（μg/ml）；V为吸取注射液的体积（ml）；D为稀释体积和浓度单位换算因数。$\Delta A_{供}$、$\Delta A_{对}$分别为供试品和对照品溶液的吸光度差值；S为色氨酸的标示量。

【注意事项】

1. 所用的容量仪器必须洗涤干净，以免测定结果引入误差。

2. 在对照品溶液和供试品溶液测定时，注意操作的平行原则。

【思考题】　简述计算分光光度法的类别，并列举每类常用的方法种类。

（孙丽君）

实验十九　荧光分光光度法测定利血平片含量

本品含利血平（$C_{33}H_{40}N_2O_9$）应为标示量的90.0%～110.0%。

【实验目的】

1. 掌握荧光分光光度法的基本原理。

2. 掌握荧光分光光度法测定利血平片的操作方法。

【实验原理】　某些药物吸收了一定波长的光能（激发光，波长较短）之后，先在分子内部发生无辐射跃迁，消耗了部分能量，然后回到基态，并释放出比吸收光能量低的光能（发射光，波长较长），称为荧光。当激发光强度、波长、所用溶剂及测定温度等条件固定时，物质在一定浓度范围内，荧光强度（F）与溶液浓度（C）成正比。

本实验采用荧光分光光度法，在激发波长（λ_{ex}）400nm和发射波长（λ_{em}）500nm处测定利血平溶液的荧光强度进行定量。

【实验设备、材料及试剂】

1. 设备　荧光分光光度计、分析天平等。

2. 材料　棕色容量瓶、移液管、研钵、漏斗、具塞试管等。

3. 试剂　利血平对照品、利血平片、三氯甲烷、乙醇、五氧化二钒试液等。

【实验步骤】　照荧光分光光度法（通则0405）测定。避光操作。

1. 对照品溶液的制备　取利血平对照品10mg，精密称定，置100ml棕色容量瓶中，加三氯甲烷10ml使利血平溶解，用乙醇稀释至刻度，摇匀；精密量取2ml，置另一100ml棕色容量瓶中，用乙醇稀释至刻度，摇匀。

2. 供试品溶液的制备　取利血平片20片，如为糖衣片应除去包衣，精密称定，研细，精密称取适量（约相当于利血平 0.5mg），置 100ml 棕色容量瓶中，加热水 10ml，摇匀，加三氯甲烷 10ml，振摇，用乙醇稀释至刻度，摇匀，滤过，精密量取续滤液，用乙醇定量稀释制成每 1ml 中约含利血平 2μg 的溶液。

3. 测定法 精密量取供试品溶液与对照品溶液各 5ml，分别置具塞试管中，加五氧化二钒试液 2.0ml，激烈振摇后，在 30℃放置 1h，在激发光波长 400nm、发射光波长 500nm 处分别测定荧光强度。按下式计算利血平片标示量的百分含量：

$$标示量\%=\frac{C_x \times D \times \bar{W}}{W \times S}\times 100\%$$

式中，C_x 为供试品溶液浓度（μg/ml）；W 为片粉称样量（g）；D 为稀释体积和浓度单位换算因数；$\bar{W}$ 为平均片重（g）；S 为利血平片的标示量。

【注意事项】 注意仪器的校正和检定。

【思考题】

1. 灵敏度高是荧光分光光度法的特点之一，试述该特点在定量分析中的优劣势。
2. 简述荧光分光光度法定量测定的原理。
3. 为何要避光操作？

（孙丽君）

实验二十 高效液相色谱法测定阿莫西林片含量

本品含阿莫西林（按 $C_{16}H_{19}N_3O_5S$ 计）应为标示量的 90.0%～110.0%。

【实验目的】

1. 熟悉高效液相色谱仪的组成及使用方法。
2. 掌握外标法在含量测定中的应用及结果计算。

【实验原理】 高效液相色谱法属于色谱分析方法。流动相为液体，固定相为固体。在两相中，根据吸附和解吸附的性质的不同，被分离组分在柱内被分离，各组分依次进入检测器，记录色谱图。以一定保留时间处的峰面积与该组分量成正比的关系进行定量测定。以外标法计算含量。

【实验设备、材料及试剂】

1. 设备 高效液相色谱仪，紫外检测器、C_{18} 色谱柱（250mm×4.6mm，5μm）、分析天平等。

2. 材料 容量瓶、研钵、移液管、漏斗、微孔滤膜等。

3. 试剂 阿莫西林对照品、阿莫西林系统适用性对照品、阿莫西林片、磷酸二氢钾溶液（0.05mol/L，用 2mol/L 氢氧化钾溶液调节 pH 至 5.0）、乙腈（色谱纯）等。

【实验步骤】 照高效液相色谱法（通则 0512）测定。

1. 色谱条件 用十八烷基硅烷键合硅胶为填充剂；以磷酸二氢钾溶液（0.05 mol/L）-乙腈（97.5 ∶ 2.5）为流动相；检测波长为 254nm；进样体积为 20μl。

2. 系统适用性实验　取阿莫西林系统适用性对照品约 25mg，置 50ml 容量瓶中，加流动相溶解并稀释至刻度，摇匀。系统适用性溶液色谱图应与标准图谱一致。

3. 对照品溶液的制备　取阿莫西林对照品适量，精密称定，加流动相溶解并定量稀释制成每 1ml 中约含阿莫西林（按 $C_{16}H_{19}N_3O_5S$ 计）0.5mg 的溶液。

4. 供试品溶液的制备　取阿莫西林片 10 片，精密称定，研细，精密称取适量（约相当于阿莫西林，按 $C_{16}H_{19}N_3O_5S$ 计 0.125g），加流动相溶解并定量稀释制成每 1ml 中约含阿莫西林（按 $C_{16}H_{19}N_3O_5S$ 计）0.5mg 的溶液，滤过，取续滤液。

5. 测定法　精密量取供试品溶液与对照品溶液各 20μl，分别注入高效液相色谱仪，记录色谱图。按外标法以峰面积计算含量。阿莫西林片标示量的百分含量计算公式如下：

$$标示量\%=\frac{(A_x/A_s)\times C_s\times D\times \bar{W}}{W\times S}\times 100\%$$

式中，C_s 为对照品溶液的浓度（mg/ml）；A_x 和 A_s 分别为供试品溶液和对照品溶液阿莫西林的峰面积；W 为称样量（g）；D 为稀释体积和浓度单位换算因数；$\bar{W}$ 为平均片重（g）；S 为阿莫西林片的标示量。

【注意事项】

1. 正确操作高效液相色谱仪。

2. 流动相和进样溶液均要经过微孔滤膜（0.45μm）滤过。

3. 进样前，色谱柱应用流动相充分冲洗平衡；在分析完毕后，应先用水，再用甲醇-水充分冲洗。

【思考题】

1. 外标法与内标法比较，两者的优缺点是什么？各自的计算方法是什么？

2. 外标法在操作中需要注意的关键问题是什么？

（孙丽君）

实验二十一　高效液相色谱法测定复方丹参糖衣片的含量

本品每片含丹参以丹酚酸 B（$C_{36}H_{30}O_{16}$）计，不得少于 5.0mg；丹参以丹参酮 Ⅱ$_A$（$C_{19}H_{18}O_3$）计，不得少于 0.20mg；三七以人参皂苷 Rg_1（$C_{42}H_{72}O_{14}$）、人参皂苷 Rb_1（$C_{54}H_{92}O_{23}$）、三七皂苷 R_1（$C_{47}H_{80}O_{18}$）及人参皂苷 Re（$C_{48}H_{82}O_{18}$）的总量计，不得少于 6.0mg。

【实验目的】

1. 熟悉高效液相色谱法在中成药含量测定中的应用。

2. 掌握外标法的应用及计算的方法。

【实验原理】 复方丹参片是由丹参、三七及冰片按一定比例制成的中成药，具有活血化瘀、理气止痛的功效，其中丹参为君药，三七为臣药，冰片为佐使药。丹参的有效成分分为脂溶性成分和水溶性成分两大类，水溶性成分主要为酚酸类化合物，如丹酚酸B；脂溶性成分主要为二萜类化合物，如丹参酮Ⅱ$_A$。三七中的皂苷类成分是其有效成分之一，主要包括20（*S*）-原人参二醇型人参皂苷Rb等，20（*S*）-原人参三醇型人参皂苷Rg_1等，以及三七所独有的皂苷类成分，如三七皂苷R_1等。

本实验基于高效液相色谱法，分别选取丹参及三七的有效成分为指标性成分，根据各成分在两相中吸附和解吸附的性质不同，分离并检测，且以外标法计算含量。含量计算公式如下：

$$每片含指标性成分（mg）=\frac{(A_x/A_s)\times C_s\times D\times \bar{W}}{W}$$

式中，C_s为对照品溶液的浓度（μg/ml）；A_x和A_s分别为供试品溶液和对照品溶液指标性成分的峰面积；W为称样量（g）；D为稀释体积和浓度单位换算因数；$\bar{W}$为平均片重（g）。

【实验设备、材料及试剂】

1. 设备　高效液相色谱仪、紫外检测器、C_{18}色谱柱（250mm×4.6mm，5μm）、超声仪、分析天平等。

2. 材料　棕色容量瓶、移液管、棕色瓶、研钵、漏斗、微孔滤膜等。

3. 试剂　复方丹参糖衣片（相当于饮片0.6g）、丹参酮Ⅱ$_A$对照品、丹酚酸B对照品、人参皂苷Rg_1对照品、人参皂苷Rb_1对照品、三七皂苷R_1对照品、人参皂苷Re对照品、甲醇（色谱纯）、乙腈（色谱纯）、甲酸、冰醋酸、三乙胺等。

【实验步骤】

1. 丹参

（1）丹参酮Ⅱ$_A$：照高效液相色谱法（通则0512）测定。

1）色谱条件与系统适用性实验：以十八烷基硅烷键合硅胶为填充剂；以甲醇-水（73∶27）为流动相；检测波长为270nm。理论塔板数按丹参酮Ⅱ$_A$峰计算应不低于2000。

2）对照品溶液的制备：取丹参酮Ⅱ$_A$对照品适量，精密称定，置棕色容量瓶中，加甲醇制成每1ml含40μg的溶液，即得。

3）供试品溶液的制备：取复方丹参糖衣片10片，除去糖衣，精密称定，研细，取约1g，精密称定，置具塞棕色锥形瓶中，精密加入甲醇25ml，密塞，称定重量，超声处理（功率250W，频率33kHz）15min，放冷，再称定重量，用甲醇补足减失的重量，摇匀，滤过，取续滤液，即得。

4）测定法：分别精密吸取对照品溶液与供试品溶液各10μl，注入高效液相色谱仪，记录色谱图，按【实验原理】项下的公式进行含量计算。

（2）丹酚酸B：照高效液相色谱法（通则0512）测定。

1）色谱条件与系统适用性实验：以十八烷基硅烷键合硅胶为填充剂；以乙腈-甲醇-甲酸-水（10∶30∶1∶59）为流动相；检测波长为286nm。理论塔板数按丹酚酸B峰计算应不低于4000。

2）对照品溶液的制备：取丹酚酸B对照品适量，精密称定，加水制成每1ml含60μg的溶液，即得。

3）供试品溶液的制备：取复方丹参糖衣片10片，除去糖衣，精密称定，研细，取0.15g，精密称定，置50ml容量瓶中，加水适量，超声处理（功率300W，频率50kHz）30min，放冷，加水至刻度，摇匀，离心，取上清液，即得。

4）测定法：分别精密吸取对照品溶液与供试品溶液各10μl，注入高效液相色谱仪，记录色谱图，按【实验原理】项下的公式进行含量计算。

2. 三七　照高效液相色谱法（通则0512）测定。

（1）色谱条件与系统适用性实验：以十八烷基硅烷键合硅胶为填充剂；以乙腈为流动相A，以水为流动相B，按表2-4中的规定进行梯度洗脱；检测波长为203nm。理论塔板数按人参皂苷Rg_1峰计算应不低于6000，人参皂苷Rg_1与人参皂苷Re的分离度应大于1.8。

表2-4　流动相梯度洗脱表

时间（min）	流动相A（%）	流动相B（%）
0～35	19	81
35～55	19～29	81～71
55～70	29	71
70～100	29～40	71～60

（2）对照品溶液的制备：取人参皂苷Rg_1对照品、人参皂苷Rb_1对照品、三七皂苷R_1对照品及人参皂苷Re对照品适量，精密称定，加70%甲醇溶液制成每1ml含人参皂苷Rg_1及人参皂苷Rb_1各0.2mg，三七皂苷R_1及人参皂苷Re各0.05mg的混合溶液，即得。

（3）供试品溶液的制备：取复方丹参糖衣片10片，除去糖衣，精密称定，研细，取约1g，精密称定，精密加入70%甲醇50ml称定重量，超声处理（功率250W，频率33kHz）30min，放冷，再称定重量，用70%甲醇补足减失的重量，摇匀，滤过，取续滤液，即得。

（4）测定法：分别精密吸取对照品溶液与供试品溶液各20μl，注入高效液相色谱仪，记录色谱图，按【实验原理】项下的公式进行含量计算。

【注意事项】

1. 配制流动相所用试剂均应为色谱纯，水为超纯水。

2. 流动相和进样溶液均要经过微孔滤膜（0.45μm）滤过。

【思考题】 中药的多成分含量测定可以采用多个对照品法，还可以采用什么方法？举例说明。

（孙丽君）

实验二十二　高效液相色谱法测定蒙药广枣的含量

本品去核后按干燥品计算，含没食子酸（$C_7H_6O_5$）不得少于 0.060%。

【实验目的】

1. 掌握高效液相色谱法测定中蒙药含量的实验条件选择。

2. 熟悉高效液相色谱法在中蒙药材含量测定中的应用。

【实验原理】《中国药典》（2020 年版）收载的中蒙药材及制剂中，绝大多数采用高效液相色谱法进行含量测定。

本实验采用高效液相色谱法测定蒙药材广枣中没食子酸的含量，以十八烷基硅烷键合硅胶为固定相，以甲醇-水-冰醋酸（1 ∶ 99 ∶ 0.3）为流动相，以外标法计算含量。

【实验设备、材料及试剂】

1. 设备　高效液相色谱仪、紫外检测器、C_{18} 色谱柱（250mm×4.6mm，5μm）、分析天平等。

2. 材料　具塞锥形瓶、回流装置、漏斗、移液管、容量瓶、微孔滤膜等。

3. 试剂　广枣、没食子酸对照品、甲醇（色谱纯）、冰醋酸等。

【实验步骤】 照高效液相色谱法（通则 0512）测定。

1. 色谱条件与系统适用性实验　以十八烷基硅烷键合硅胶为填充剂；以甲醇-水-冰醋酸（1 ∶ 99 ∶ 0.3）为流动相；检测波长为 270nm；柱温 30℃。理论塔板数按没食子酸峰计算应不低于 3000。

2. 对照品溶液的制备　取没食子酸对照品适量，精密称定，加甲醇制成每 1ml 含 60μg 的溶液，即得。

3. 供试品溶液的制备　取广枣去核粉末（过二号筛）约 1g，精密称定，置具塞锥形瓶中，精密加入 70% 甲醇溶液 20ml，称定重量，加热回流 1h，放冷，再称定重量，用 70% 甲醇溶液补足减失的重量，摇匀，滤过，取续滤液，即得。

4. 测定法　分别精密吸取对照品溶液与供试品溶液各 10μl，注入高效液相色谱仪，记录色谱图，按外标法以峰面积计算含量。含量计算公式如下：

$$含量\%=\frac{(A_x/A_s)\times C_s\times D}{W}\times 100\%$$

式中，C_s 为对照品溶液的浓度（μg/ml）；A_x 和 A_s 分别为供试品溶液和对照品溶液没食子酸的峰面积；W 为称样量（g）；D 为稀释体积和浓度单位换算因数。

【注意事项】

1. 根据称取物质的量和称量精度的要求，选择适宜精度的天平。

2. 容量仪器使用前进行校正，以免引入实验误差。

【思考题】 中蒙药含量测定成分的选择种类有哪些？

（孙丽君）

实验二十三 气相色谱法测定维生素E软胶囊含量

本品含维生素E（$C_{31}H_{52}O_3$）应为标示量的90.0%～110.0%。

【实验目的】

1. 熟悉气相色谱仪的操作方法。

2. 掌握气相色谱法测定的基本原理。

3. 掌握气相色谱法测定维生素E软胶囊含量的方法及操作注意事项。

【实验原理】 维生素E（$C_{31}H_{52}O_3$）具有挥发性，可以采用气相色谱法进行含量测定。气相色谱法属于色谱分析方法。流动相为气体（载气）。待分析样品进样后，样品被加热气化，并被载气带入装有固定相的色谱柱进行分离。各组分先后流出色谱柱，并进入检测器，色谱信号用记录仪记录，获得气相色谱图。利用各组分的峰面积与该组分量成正比的关系进行定量测定。维生素E（$C_{31}H_{52}O_3$）的气相色谱法采用内标法定量。

【实验设备、材料及试剂】

1. 设备 气相色谱仪、分析天平等。

2. 材料 棕色具塞锥形瓶、移液管、容量瓶等。

3. 试剂 维生素E对照品、维生素E软胶囊、正己烷、正三十二烷（内标物）等。

【实验步骤】 照气相色谱法［《中国药典》（2020年版）通则0521］测定。

1. 色谱条件与系统适用性实验 以硅酮（OV-17）为固定液，涂布浓度为2%的填充柱或用100%二甲基聚硅氧烷为固定液的毛细管柱；柱温为265℃。理论塔板数（n）按维生素E峰计算不低于500（填充柱）或5000（毛细管柱）；维生素E峰与内标物质峰的分离度（R）应大于2。

2. 校正因子的测定 取正三十二烷适量，加正己烷溶解并稀释成每1ml中含1.0mg的溶液，作为内标溶液。另取维生素E对照品约20mg，精密称定，置棕色具塞锥形瓶中，精密加内标溶液10ml，密塞，振摇使溶解，取1μl注入气相色谱仪，以下式计算校正因子（f）：

$$\text{校正因子}\ (f)=\frac{A_n/C_n}{A_s/C_s}$$

式中，A_n和A_s分别为内标物的峰面积和对照品的峰面积；C_n和C_s分别为内标物的浓度（μg/ml）和对照品的浓度（μg/ml）。

3. 测定法 取维生素E软胶囊内容物适量（约相当于维生素E 20mg），精密称定，置棕色具塞锥形瓶中，精密加内标溶液10ml，密塞，振摇使溶解，静置，取上清液；取1μl注入气相色谱仪，测定，按下式以内标法计算维生素E软胶囊的标示百分含量：

$$校正因子（f）=\frac{A_n'/C_n'}{A_x/C_x}$$

$$C_x=\frac{A_x}{A_n'}\times C_n'\times f$$

$$标示量\%=\frac{C_x\times D\times \bar{W}}{W\times S}\times 100\%$$

式中，A_n' 和 A_x 分别为供试品溶液内标物峰面积和维生素E峰面积；C_n' 和 C_x 分别为供试品溶液中内标物的浓度（μg/ml）和维生素E的浓度（μg/ml）；f 为测得的校正因子；W 为供试品的称样量（mg）；D 为稀释体积和浓度单位换算因数；$\bar{W}$ 为平均片重（mg）；S 为维生素E软胶囊的标示量。

【注意事项】

1. 校正因子测定时，要至少测定5次，取5次的均值，且5次测定数值的RSD ≤ 2%。

2. 注意校正因子测定和供试品测定时操作的平行原则。

【思考题】

1. 测定中要注意校正因子测定和供试品测定的操作平行原则，为什么？

2. 简述内标法的基本原理。本方法的优点是什么？缺点是什么？

3. 气相色谱法测定时，填充柱和毛细管柱比较，两者的特点有哪些？

（孙丽君）

实验二十四 气相色谱法测定中药材中挥发性成分含量

【实验目的】

1. 掌握气相色谱法测定挥发性成分的原理。

2. 掌握气相色谱法测定挥发性成分的操作方法。

【实验原理】 中药含量测定指标选择应遵循的基本原则：①选择有效成分，保证中药的有效性，如丹参药材中的丹酚酸B；②中药的有效性可能是同一结构类型的多种成分共同构成的有效部位，如人参皂苷、葛根总黄酮；③选择毒性成分，保证中药的安全性，如细辛的毒性成分马兜铃酸等；④选择不稳定性成分，保证中药的质量稳定性，如挥发性成分左旋龙脑、丁香酚、百秋李醇分别是天然冰片、丁香、广藿香的主要活性成分；⑤选择专属性成分。

用于中药含量测定的方法较多，不同的分析方法有不同的适用范围和分析对象。气相色谱法适用于含挥发性成分的中药含量测定。

【实验设备、材料及试剂】

1. 设备　气相色谱仪、分析天平、超声仪、恒温水浴箱等。

2. 材料　容量瓶、移液管、锥形瓶、漏斗等。

3. 试剂　天然冰片、丁香、广藿香、左旋龙脑对照品、丁香酚对照品、百秋李醇对照品、乙酸乙酯、正己烷，正十八烷（内标物）、三氯甲烷等。

【实验步骤】

1. 天然冰片的含量测定　本品含右旋龙脑（$C_{10}H_{18}O$）不得少于 96.0%。

照气相色谱法［《中国药典》（2020 年版）通则 0521］测定。

（1）色谱条件与系统适用性实验：以聚乙二醇 20 000（PEG-20M）为固定相，涂布浓度为 10%；柱温为 170℃。理论塔板数按右旋龙脑峰计算应不低于 2000。

（2）对照品溶液的制备：取左旋龙脑对照品适量，精密称定，加乙酸乙酯制成每 1ml 含 0.5mg 的溶液，即得。

（3）供试品溶液的制备：取天然冰片约 12.5mg，精密称定，置 25ml 容量瓶中，加乙酸乙酯溶解并稀释至刻度，摇匀，即得。

（4）测定法：精密吸取上述对照品溶液和供试品溶液各 2μl，注入气相色谱仪，测定，按下式计算含量：

$$含量\% = \frac{(A_x/A_s) \times C_s \times D}{W} \times 100\%$$

式中，C_s 为对照品溶液的浓度（μg/ml）；A_x 和 A_s 分别为供试品溶液和对照品溶液右旋龙脑的峰面积；W 为称样量（g）；D 为稀释体积和浓度单位换算因数。

2. 丁香的含量测定　本品含丁香酚（$C_{10}H_{12}O_2$）不得少于 11.0%。

照气相色谱法［《中国药典》（2020 年版）通则 0521］测定。

（1）色谱条件与系统适用性实验：以聚乙二醇 20 000（PEG-20M）为固定相，涂布浓度为 10%；柱温为 190℃。理论塔板数按丁香酚峰计算应不低于 1500。

（2）对照品溶液的制备：取丁香酚对照品适量，精密称定，加正己烷制成每 1ml 含 2mg 的溶液，即得。

（3）供试品溶液的制备：取丁香粉末（过二号筛）约 0.3g，精密称定，精密加入正己烷 20ml，称定重量，超声处理 15min，放置至室温，再称定重量，用正己烷补足减失的重量，摇匀，滤过，取续滤液，即得。

（4）测定法：分别精密吸取对照品溶液与供试品溶液各 1μl，注入气相色谱仪，测定，即得。按下式以内标法计算含量：

$$含量\% = \frac{(A_x/A_s) \times C_s \times D}{W} \times 100\%$$

式中，C_s 为对照品溶液的浓度（μg/ml）；A_x 和 A_s 分别为供试品溶液和对照品溶液丁香酚的峰面积；W 为称样量（g）；D 为稀释体积和浓度单位换算因数。

3. 广藿香的含量测定 本品按干燥品计算，含百秋李醇（$C_{15}H_{26}O$）不得少于0.10%。

照气相色谱法［《中国药典》（2020 年版）通则 0521］测定。

（1）色谱条件与系统适用性实验：HP-5 毛细管柱（以交联 5% 苯基甲基聚硅氧烷为固定相，柱长为 30m，内径为 0.32mm，膜厚度为 0.25μm）。程序升温：初始温度 150℃，保持 23min，以每分钟 8℃的速率升温至 230℃，保持 2min；进样口温度为 280℃，检测器温度为 280℃；分流比为 20 ∶ 1。理论塔板数按百秋李醇峰计算应不低于 50000。

（2）校正因子的测定：取正十八烷适量，精密称定，加正己烷制成每 1ml 含 15mg 的溶液，作为内标溶液。取百秋李醇对照品 30mg，精密称定，置 10ml 容量瓶中，精密加入内标溶液 1ml，用正己烷稀释至刻度，摇匀，取 1μl 注入气相色谱仪，以下式计算校正因子（f）：

$$\text{校正因子}（f）=\frac{A_{\mathrm{n}}/C_{\mathrm{n}}}{A_{\mathrm{s}}/C_{\mathrm{s}}}$$

式中，A_{n} 和 A_{s} 分别为内标物的峰面积和对照品的峰面积；C_{n} 和 C_{s} 分别为内标物的浓度（μg/ml）和对照品的浓度（μg/ml）。

（3）测定法：取广藿香粗粉约 3g，精密称定，置锥形瓶中，加三氯甲烷 50ml，超声处理 3 次，每次 20min，滤过，合并滤液，回收溶剂，残渣加正己烷使溶解，转移至 5ml 容量瓶中，精密加入内标溶液 0.5ml，加正己烷至刻度，摇匀，吸取 1μl，注入气相色谱仪，按下式以内标法计算含量：

$$\text{校正因子}（f）=\frac{A'_{\mathrm{n}}/C'_{\mathrm{n}}}{A_{\mathrm{x}}/C_{\mathrm{x}}}$$

$$C_{\mathrm{x}}=\frac{A_{\mathrm{x}}}{A'_{\mathrm{n}}}\times C'_{\mathrm{n}}\times f$$

$$\text{含量}\%=\frac{C_{\mathrm{s}}\times D}{W}\times 100\%$$

式中，A'_{n} 和 A_{x} 分别为供试品溶液中内标物峰面积和百秋李醇面积；C'_{n} 和 C_{x} 分别为供试品溶液中内标物的浓度（μg/ml）和百秋李醇的浓度（μg/ml）；f 为测得的校正因子；W 为称样量（g）；D 为稀释体积和浓度单位换算因数。

【注意事项】

1. 使用气相色谱法应严格遵守操作规程。

2. 实验室及气瓶附近应杜绝火源。

【思考题】

1. 气相色谱法用于定量可采用哪几种方法？试述其特点。

2. 选用内标法有何优点？如何选择内标物？

（李 杰）

实验二十五 阿莫西林片溶出度的测定

【实验目的】

1. 掌握普通片剂溶出度测定方法。

2. 熟悉溶出度结果判定。

【实验原理】 溶出度系指活性药物从片剂、胶囊剂或颗粒剂等普通制剂在规定条件下溶出的速率和程度，在缓释制剂、控释制剂、肠溶制剂及透皮贴剂等制剂中也称释放度。

【实验设备、材料及试剂】

1. 设备 溶出度测定仪、紫外-可见分光光度计、分析天平等。

2. 材料 容量瓶、移液管、漏斗等。

3. 试剂 阿莫西林片等。

【实验步骤】 取阿莫西林片 6 片，照溶出度与释放度测定（通则 0931 第二法），分别投入 6 个溶出杯内，以水 900ml 为溶出介质，转速为 75r/min，依法操作，经 30min 时，取溶液适量，滤过，精密量取滤液适量，用水定量稀释制成每 1ml 约含阿莫西林（按 $C_{16}H_{19}N_3O_5S$ 计）130μg 的溶液，照紫外-可见分光光度法（通则 0401），在 272nm 处测定吸光度。

另取阿莫西林 10 片，研细，精密称取适量（约相当于平均片重），按标示量加水溶解并定量稀释制成每 1ml 约含 130μg 的溶液，滤过，取续滤液，作为对照溶液，同法测定，计算每片的溶出量。限度（Q）为 80%，应符合规定。

结果判定：符合下列条件之一者判为合格。

（1）6 片中，每片的溶出量按标示量计算，均不低于规定限度（Q）。

（2）6 片中，如有 1～2 片低于 Q，但不低于 Q−10%，且其平均溶出量不低于 Q。

（3）6 片中，有 1～2 片低于 Q，其中仅有 1 片低于 Q−10%，但不低于 Q−20%，且其平均溶出量不低于 Q 时，应取 6 片复试，初、复试的 12 片中，有 1～3 片低于 Q，其中仅有 1 片低于 Q−10%，但不低于 Q−20%，且其平均溶出量不低于 Q。

【注意事项】

1. 溶出度仪的适用性及性能确认实验：除仪器的各项机械性能应符合上述规定外，还应用溶出度标准片对仪器进行性能确认实验，按照标准片的说明书操作，实验结果应符合标准片的规定。

2. 溶出介质应使用各品种项下规定的溶出介质，除另有规定外，室温下体积为 900ml，并应新鲜配制和经脱气处理。脱气方法：水可以直接煮沸，或采用超声、抽滤等其他有效的除气方法。如果溶出介质为缓冲液，当需要调节 pH 时，一般调节 pH 至规定 pH±0.05 之内。

3. 取样时间应按照品种各论中规定的取样时间取样，自 6 杯中完成取样的时间应在 1min 内，取样位置应在转篮的顶端至液面的中点，并距溶出杯内壁 10mm 处。

【思考题】

1. 溶出度的测定主要针对哪些药物和制剂？
2. 测定溶出度必须严格控制哪些实验条件？
3. 测定用的溶剂为什么需要脱气？

（张跃祥）

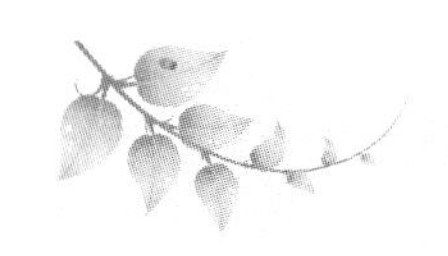

第三章　综合性实验

实验二十六　葡萄糖注射液全检验

本品为葡萄糖的灭菌水溶液，含葡萄糖（$C_6H_{12}O_6 \cdot H_2O$）应为标示量的95.0%～105.0%。

【实验目的】

1. 掌握旋光度法、折光法、剩余碘量法测定含量的原理与计算方法，pH测定原理和pH计的正确操作。

2. 了解注射液全检验的项目。

【实验原理】

1. 鉴别　葡萄糖鉴别常用的方法是费林（Fehling）实验。葡萄糖为醛糖，其结构中的醛基具有还原性，在酒石酸钾的碱性溶液中可将铜离子还原成红色的氧化亚铜沉淀。

2. 检查　高温灭菌时分解产生5-羟甲基糠醛，该分子具共轭结构，在284nm有最大吸收。应控制该波长处吸光度。

3. 含量测定　旋光度法：葡萄糖分子中含不对称碳原子，具有旋光性，在一定条件下，其水溶液的比旋度为+52.5°～+53.0°，根据旋光度（α）与浓度（C）的比例关系可进行含量测定。

折光法：光线自一种透明介质进入另一透明介质的时候，由于两种介质密度不同，光线在两种介质中的传播速度不同，使光线在两种介质的界面上发生折射。折光率（n）系指光线在空气中进行的速度与在供试品中进行速度的比值。在一定的温度下，对特定的物质折光因数是定值，可用于鉴别；折光率与溶液中被测物质的浓度成正比，可用于定量测定。

剩余碘量法：碘（I_2）分子在氢氧化钠的碱性条件下，生成次碘酸钠，一个分子的次碘酸钠氧化一个分子的葡萄糖；酸化时，剩余的次碘酸钠转化为碘（I_2），一个分子次碘酸钠转化为一个分子的碘（I_2）。用滴定剂硫代硫酸钠（$Na_2S_2O_3$）滴定碘（I_2），以消耗硫代硫酸钠的体积进行含量测定。反应式如下：

$$I_2+2NaOH \longrightarrow NaIO+NaI+H_2O$$

$$CH_2OH(CHOH)_4CHO+NaIO+NaOH \longrightarrow CH_2OH(CHOH)_4COONa+NaI+H_2O$$

$$3NaIO \longrightarrow NaIO_3+2NaI$$

$$NaIO_3+5NaI+6HCl \longrightarrow 3I_2+6NaCl+3H_2O$$

$$I_2+2Na_2S_2O_3 \longrightarrow 2NaI+Na_2S_4O_6$$

【实验设备、材料及试剂】

1. 设备 自动旋光仪、阿贝折光仪、pH 计、紫外-可见分光光度计、分析天平等。

2. 材料 容量瓶、碘量瓶等。

3. 试剂 10% 葡萄糖注射液、碱性酒石酸铜试液、饱和氯化钾溶液、醋酸盐缓冲液（pH 3.5）、碘滴定液（0.05mol/L）、氢氧化钠溶液（2mol/L）、盐酸溶液（1mol/L）、硫代硫酸钠滴定液（0.1mol/L）、淀粉指示液等。

【实验步骤】

1. 鉴别 取 10% 葡萄糖注射液，缓缓滴入微温的碱性酒石酸铜试液中，即生成氧化亚铜的红色沉淀。

2. 检查

（1）pH：取 10% 葡萄糖注射液适量，用水稀释制成含 5% 葡萄糖的溶液，每 100ml 加饱和氯化钾溶液 0.3ml，依法检查，pH 应为 3.2～6.5。

（2）5-羟甲基糠醛：精密量取 10% 葡萄糖注射液适量（约相当于葡萄糖 1.0g），置 100ml 容量瓶中，用水稀释至刻度，摇匀，照紫外-可见分光光度法，在 284nm 的波长处测定，吸光度不得大于 0.32。

（3）重金属：取 10% 葡萄糖注射液适量（约相当于葡萄糖 3.0g），必要时，蒸发至约 20ml，放冷，加醋酸盐缓冲液（pH 3.5）2ml 与水适量使成 25ml，依法检查（通则 0821 第一法），按葡萄糖含量计算，含重金属不得过百万分之五。

（4）无菌：取 10% 葡萄糖注射液，采用薄膜过滤法，以金黄色葡萄球菌为阳性对照菌，依法检查，应符合规定。

（5）细菌内毒素：取 10% 葡萄糖注射液，依法检查，每 1ml 中含细菌内毒素的量应小于 0.50EU。

（6）其他：应符合注射剂项下有关的各项规定。

3. 含量测定

（1）旋光度法：以水调节旋光度为零，测定葡萄糖注射液的旋光度 α，以下式计算标示百分含量（以含水葡萄糖 $C_6H_{12}O_6 \cdot H_2O$ 计）：

$$\text{标示量\%}=\frac{\alpha \times 0.010\,43}{S}\times 100\%$$

已知，旋光管的长度是 2dm；含水葡萄糖（$C_6H_{12}O_6 \cdot H_2O$）和无水葡萄糖（$C_6H_{12}O_6$）的分子量分别为 198.17 和 180.17；$[\alpha]_D^{25}$=52.5 ～ 53.0；S 为葡萄糖的注射液的标示量。

（2）折光法：分别测定蒸馏水和葡萄糖注射液的折光率，以下式计算标示百分含量（以含水葡萄糖 $C_6H_{12}O_6 \cdot H_2O$ 计）：

$$\text{标示量\%}=\frac{n-n_0}{F\times S}\times 100\%$$

式中，n_0 为 20℃时蒸馏水的折光率；n 为 20℃时含水葡萄糖（$C_6H_{12}O_6 \cdot H_2O$）注射液的折光率；F 为 20℃时含水葡萄糖（$C_6H_{12}O_6 \cdot H_2O$）的折光因数，数值为

0.0013；S 为葡萄糖的注射液的标示量。

（3）剩余碘量法：精密量取本品 2ml，置 50ml 容量瓶中，加水稀释至刻度，摇匀，精密量取 5ml，置碘量瓶中，精密加入碘滴定液（0.05 mol/L）5ml，滴加氢氧化钠溶液（2mol/L）至溶液呈淡黄色，暗处放置 5min，滴加盐酸溶液（1mol/L）至呈酸性（pH=3），加入 50ml 蒸馏水，用硫代硫酸钠滴定液（0.1mol/L）滴定至近终点，加淀粉指示液，继续滴定至无色，同法作空白实验进行校正。每 1ml 的硫代硫酸钠滴定液（0.1mol/L）相当于 9.91mg 的 $C_6H_{12}O_6 \cdot H_2O$。以下式计算标示百分含量（以含水葡萄糖 $C_6H_{12}O_6 \cdot H_2O$ 计）：

$$标示量\% = \frac{(V_0 - V) \times T \times F}{V_{样} \times 5/50 \times S} \times 100\%$$

式中，V_0 和 V 分别为空白实验和样品滴定消耗的硫代硫酸钠滴定液的体积（ml）；T 为硫代硫酸钠滴定液的滴定度；F 为硫代硫酸钠滴定液的浓度校正因子；$V_{样}$ 为量取葡萄糖注射液的体积（ml）；S 为葡萄糖注射液的标示量。

【注意事项】

1. 旋光度法

（1）钠光灯启辉至少 20min 后发光才能稳定，读数要在钠光灯稳定后进行。

（2）每次测定前应以溶剂作空白校正，测定后，再校正 1 次，以确定在测定时零点有无变动；如发现零点有变动，则应重新测定旋光度。记录旋光度，同法读取旋光度 3 次，取 3 次的平均值作为样品的旋光度。

2. 折光法

（1）仪器必须置于有充足光线和干燥的房间。

（2）供试品的折光率受温度影响较大，因此在测定时调节温度并稳定至少半小时。

（3）滴加供试品溶液时，不要使滴管的尖触及棱镜面，防止棱镜造成划痕。

（4）测定结束时，必须用浸有无水乙醇或乙醚的棉球将上下棱镜擦拭干净（注意：要同方向擦拭），晾干。

3. 剩余碘量法　测定时，必须注意先加碘液，然后逐滴缓慢加氢氧化钠试液，并需振摇（约 3min 加完），否则所得结果将会偏低。因为，一次加入过多氢氧化钠或滴加速度过快，则次碘酸钠来不及氧化葡萄糖而成为在碱性或中性条件下对葡萄糖氧化能力较小的碘酸钠，当酸化后又游离成碘，因而碘的消耗减少，含量测定结果偏低。

【思考题】

1. 简述旋光度法测定葡萄糖含量的优缺点。

2. 注射剂全检验所需进行的项目有哪些？

（何春龙）

实验二十七　维生素 B_1 片全检验

本品含维生素 B_1（$C_{12}H_{17}ClN_4OS \cdot HCl$）应为标示量的 90.0%～110.0%。

【实验目的】

1. 掌握紫外-可见分光光度法测定药物制剂含量及计算的方法。

2. 掌握离子对高效液相色谱法的原理及其在杂质检查中的应用。

【实验原理】 维生素 B_1 片中主要成分为维生素 B_1，辅料有淀粉、糊精、蔗糖、药用硫酸钙、柠檬酸、十二烷基硫酸钠、硬脂酸镁等。

1. 鉴别 维生素 B_1（亦称盐酸硫胺）是由氨基嘧啶环和噻唑环通过亚甲基连接而成的季铵类化合物。其噻唑环在碱性介质中可开环，再与嘧啶环上的氨基环合，经铁氰化钾等氧化剂氧化成具有荧光的硫色素，后者溶于正丁醇中显蓝色荧光。

2. 杂质检查 维生素 B_1 以丙烯腈为原料，经过加成、缩合、甲基化、环合、氧化等多步合成步骤制得，其有关物质包括中间产物、副产物等，应采用具有高分离能力的高效液相色谱法检查其中的有关物质。

3. 含量测定 维生素 B_1 分子中具有共轭双键结构，在紫外区有吸收，其最大吸收波长为 246nm，吸收系数（$E_{1cm}^{1\%}$）为 421，可利用吸收系数法测定含量。

【实验设备、材料及试剂】

1. 设备 高效液相色谱仪、紫外检测器、C_{18} 色谱柱（250mm×4.6mm，5μm）、紫外-可见分光光度计、分析天平等。

2. 材料 容量瓶、移液管、分液漏斗、研钵、漏斗、微孔滤膜等。

3. 试剂 维生素 B_1 片、氢氧化钠试液、铁氰化钾试液、正丁醇、色谱甲醇、色谱乙腈、0.02mol/L 庚烷磺酸钠溶液、三乙胺、磷酸、盐酸溶液（9→1000）等。

【实验步骤】

1. 性状 维生素 B_1 片为白色片。

2. 鉴别 取维生素 B_1 片的细粉适量，加水搅拌，滤过，蒸干。取蒸干后的粉末（约相当于维生素 B_1 5mg），加氢氧化钠试液 2.5ml 溶解后，加铁氰化钾试液 0.5ml 与正丁醇 5ml，强力振摇 2min，放置使分层，上面的醇层显强烈的蓝色荧光；加酸使呈酸性，荧光即消失；再加碱使呈碱性，荧光又显出。

3. 检查

（1）有关物质：取维生素 B_1 片细粉适量，加流动相适量，振摇使维生素 B_1 溶解，用流动相稀释制成每 1ml 含维生素 B_1 1mg 的溶液，滤过，取续滤液作为供试品溶液；精密量取 1ml，置 100ml 容量瓶中，用流动相稀释至刻度，摇匀，作为对照溶液。照高效液相色谱法，用十八烷基硅烷键合硅胶为填充剂，以甲醇-乙腈-0.02mol/L 庚烷磺酸钠溶液（含 1% 三乙胺，用磷酸调节 pH 至 5.5）（9 ∶ 9 ∶ 82）为流动相，检测波长为 254nm，理论塔板数按维生素 B_1 峰计算不低于 2000，维生素 B_1 峰与前后峰的分离度均应符合要求。精密量取供试品溶液与对照溶液各

20μl，分别注入高效液相色谱仪，记录色谱图至主峰保留时间的3倍。供试品溶液色谱图中如有杂质峰，各杂质峰面积之和不得大于对照溶液主峰面积的1.5倍（1.5%）。

（2）其他：应符合片剂项下的各项规定。

4. 含量测定　取维生素B_1片20片，精密称定，研细，取细粉适量（约相当于维生素B_1 25mg），精密称定，置100ml容量瓶中，加盐酸溶液（9→1000）约70ml，振摇15min使维生素B_1溶解，用上述溶剂稀释至刻度，摇匀，用干燥滤纸滤过，精密量取续滤液5ml，置另一100ml容量瓶中，再加上述溶剂稀释至刻度，摇匀，照紫外-可见分光光度法，在246nm的波长处测定吸光度，按$C_{12}H_{17}ClN_4OS \cdot HCl$的吸收系数（$E_{1cm}^{1\%}$）为421计算，即得。

$$标示量\% = \frac{A/E_{1cm}^{1\%} \times V \times D \times \bar{W}}{W \times 100 \times S} \times 100\%$$

式中，A为供试品测得的吸光度；V为供试品溶液体积；D为供试品的稀释倍数；$\bar{W}$为维生素B_1片的平均片重；W为称取维生素B_1片粉的量；S为维生素B_1片的标示量。

【注意事项】

1. 流动相使用前必须经过0.45μm微孔滤膜过滤。

2. 紫外-可见分光光度法测定药物含量时，要采用配制供试品的同种溶剂为空白对照。

【思考题】

1. 鉴别实验中第一步过滤的目的是什么？干过滤和湿过滤的区别是什么？

2. 有关物质检查时，流动相中为什么要加入庚烷磺酸钠和三乙胺？

（何春龙）

实验二十八　维C银翘片全检验

【实验目的】

1. 掌握维C银翘片全检验的项目和方法。

2. 掌握维C银翘片有效成分的高效液相色谱测定法、薄层色谱鉴别。

3. 熟悉片剂的样品前处理方法。

【实验原理】

1. 性状　对照《中国药典》（2020年版），检验样品的外观、颜色、气味等。

2. 鉴别　采用薄层色谱法，用对照品法和对照药材法对山银花、连翘和牛蒡子进行鉴别。

3. 含量测定　采用高效液相色谱法，分别以绿原酸、牛蒡苷、维生素C、对乙酰氨基酚和马来酸氯苯那敏为对照，对维C银翘片进行含量测定。维C银翘片简介见附3-1。

【实验设备、材料及试剂】

1. 设备 高效液相色谱仪、紫外检测器、C_{18}色谱柱（250mm×4.6mm，5μm）、超声仪、紫外线灯、恒温水浴箱、分析天平等。

2. 材料 展开缸、硅胶G薄层板、回流装置、具塞锥形瓶、容量瓶、移液管、漏斗、蒸发皿、分液漏斗、微孔滤膜等。

3. 试剂 维C银翘片（制法见附3-1）、山银花对照药材、连翘对照药材、牛蒡子对照药材、绿原酸对照品、牛蒡苷对照品、维生素C对照品、对乙酰氨基酚对照品、马来酸氯苯那敏对照品、盐酸溶液、乙醇、乙酸乙酯、聚酰胺薄膜、氢氧化钠、甲酸、乙酸酐、硫酸、10%硫酸乙醇溶液、甲醇、甲苯、冰醋酸、二氯甲烷、三氯甲烷、石油醚（30～60℃）、磷酸二氢钾、亚硫酸氢钠、三乙胺、庚烷磺酸钠、乙腈（色谱纯）等。

【实验步骤】

1. 性状 维C银翘片为糖衣片或薄膜衣片，除去包衣后显灰褐色层与白色层，或显灰褐色，夹杂有少许白点；气微，味微苦。

2. 鉴别

（1）取维C银翘片3片，除去包衣，研细，用水湿润，加乙酸乙酯20ml超声处理5min，弃去乙酸乙酯液，残渣再加乙酸乙酯20ml重复处理1次，弃去乙酸乙酯液。残渣加入1mol/L盐酸溶液5滴，加乙酸乙酯20ml超声处理5min，取乙酸乙酯液，残渣再加乙酸乙酯20ml重复处理2次，合并乙酸乙酯液，蒸干，残渣加乙醇2ml使溶解，作为供试品溶液。另取山银花对照药材1g，同法制成对照药材溶液。再取绿原酸对照品，加乙醇制成每1ml含0.5mg的溶液，作为对照品溶液。照薄层色谱法（通则0502）实验，吸取上述3种溶液各1μl，分别点于同一聚酰胺薄膜上使成条状，以甲苯-乙酸乙酯-甲酸-冰醋酸-水（1∶15∶1∶1∶2）的上层溶液为展开剂，展开，取出，晾干，置紫外线灯（365nm）下检视。供试品色谱中，在与对照药材色谱和对照品色谱相应的位置上显相同颜色的荧光条斑。

（2）取维C银翘片3片，除去包衣，研细，加乙醇20ml，加热回流1h，滤过，滤液蒸干，残渣加乙醇2ml使溶解，吸取上清液，作为供试品溶液。另取连翘对照药材1g，加水40ml，沸水浴中浸渍1h，滤过，滤液蒸干，残渣加乙醇20ml，自“加热回流1h”起，同法制成对照药材溶液。照薄层色谱法（通则0502）实验，吸取上述两种溶液各5～10μl，分别点于同一用1%氢氧化钠溶液制备的硅胶G薄层板上，以二氯甲烷-甲醇（18∶1）为展开剂，展开，取出，晾干，喷以乙酸酐-硫酸（20∶1）混合溶液，在110℃加热至斑点显色清晰。供试品色谱中，在与对照药材色谱相应的位置上，显相同颜色的斑点。

（3）取维C银翘片5片，除去包衣，研细，加三氯甲烷30ml，加热回流1h，滤过，滤液蒸干，残渣加乙醇1ml使溶解，作为供试品溶液。另取牛蒡子对照药材0.5g，同法制成对照药材溶液。再取牛蒡苷对照品，加乙醇制成每1ml含1mg的溶液，作为对照品溶液。照薄层色谱法（通则0502）实验，吸取上述3种溶液各 2～4μl，分别点于同一硅胶 G 薄层板上，以三氯甲烷-甲醇（20 ∶ 3）为展开剂，展开，取出，晾干，喷以 10% 硫酸乙醇溶液，在 110℃ 加热至斑点显色清晰。供试品色谱中，在与对照药材色谱和对照品色谱相应的位置上，显相同颜色的斑点。

3. 检查 应符合片剂项下有关的各项规定（通则 0101）。

4. 含量测定

（1）山银花：照高效液相色谱法（通则 0512）测定。

1）色谱条件与系统适用性实验：以十八烷基硅烷键合硅胶为填充剂；以乙腈-1% 冰醋酸溶液（6 ∶ 94）为流动相；检测波长为 327nm。理论塔板数按绿原酸峰计算应不低于 1500。

2）对照品溶液的制备：取绿原酸对照品适量，精密称定，加甲醇制成每 1ml 含 30μg 的溶液，即得。

3）供试品溶液的制备：取维 C 银翘片 10 片，除去包衣，精密称定，研细，取约 lg，精密称定，置 100ml 容量瓶中，加甲醇适量，超声处理（功率 300W，频率 40kHz）45min，放冷，加甲醇稀释至刻度，摇匀，滤过，取续滤液，即得。

4）测定法：分别精密吸取对照品溶液与供试品溶液各 10μl，注入高效液相色谱仪，测定，即得。本品每片含山银花以绿原酸（$C_{16}H_{18}O_9$）计，不得少于 1.5mg。

$$m=\frac{C_s\times A_x/A_s\times V\times D\times\bar{W}}{W}$$

式中，C_s 为绿原酸对照品浓度；A_x 和 A_s 分别为供试品溶液和对照品溶液绿原酸峰面积；V 为供试品溶液体积；D 为供试品的稀释倍数；$\bar{W}$ 为平均片重；W 为称样量。

（2）牛蒡子：照高效液相色谱法（通则 0512）测定。

1）色谱条件与系统适用性实验：以十八烷基硅烷键合硅胶为填充剂；以乙腈-1% 冰醋酸溶液（20 ∶ 80）为流动相；检测波长为 280nm。理论塔板数按牛蒡苷峰计算应不低于 1500。

2）对照品溶液的制备：取牛蒡苷对照品适量，精密称定，加甲醇制成每 1ml 含 50μg 的溶液，即得。

3）供试品溶液的制备：取〔含量测定〕山银花项下的供试品溶液。

4）测定法：分别精密吸取对照品溶液与供试品溶液各 10μl，注入高效液相色谱仪，测定，即得。本品每片含牛蒡子以牛蒡苷（$C_{27}H_{34}O_{11}$）计，不得少于 2.5mg。

$$m=\frac{C_s\times A_x/A_s\times V\times D\times\bar{W}}{W}$$

式中，C_s 为牛蒡苷对照品浓度；A_x 和 A_s 分别为供试品溶液和对照品溶液牛蒡苷峰面积；V 为供试品溶液体积；D 为供试品的稀释倍数；$\bar{W}$ 为平均片重；W 为称样量。

（3）维生素 C：照高效液相色谱法（通则 0512）测定。

1）色谱条件与系统适用性实验：以氨基硅烷键合硅胶为填充剂；以乙腈-0.01mol/L 磷酸二氢钾溶液（用磷酸调节 pH 至 2.4）（70 ∶ 30）为流动相；检测波长为 246nm。理论塔板数按维生素 C 峰计算应不低于 2000。

2）对照品溶液的制备：取维生素C对照品适量，精密称定，加0.5%亚硫酸氢钠溶液（用磷酸调节pH至2.4）制成每1ml含20μg的溶液，即得。

（4）供试品溶液的制备：取“4.含量测定”山银花项下的细粉约0.1g（约相当于维生素C 10mg），精密称定，置50ml容量瓶中，加入0.5%亚硫酸氢钠溶液（用磷酸调节pH至2.4）40ml，超声处理（功率300W，频率40kHz）5min，放冷，加0.5%亚硫酸氢钠溶液稀释至刻度，摇匀，滤过，精密吸取续滤液1ml，置10ml容量瓶中，加0.5%亚硫酸氢钠溶液稀释至刻度，摇匀，即得。

（5）测定法：分别精密吸取对照品溶液与供试品溶液各10μl，注入高效液相色谱仪，测定，即得。本品含维生素C（$C_6H_8O_6$）应为标示量的90.0%～110.0%。

$$标示量\% = \frac{(A_x/A_s)\times C_s \times D \times \bar{W}}{W \times S}\times 100\%$$

式中，C_s为维生素C对照品溶液的浓度；A_x和A_s分别为供试品溶液和对照品溶液维生素C峰面积；W为称样量；D为稀释体积和浓度单位换算因数；$\bar{W}$为平均片重（g）；S为维生素C标示量。

（6）对乙酰氨基酚：照高效液相色谱法（通则0512）测定。

1）色谱条件与系统适用性实验：以十八烷基硅烷键合硅胶为填充剂；以甲醇-0.5%冰醋酸溶液（20∶80）为流动相；检测波长为249nm。理论塔板数按对乙酰氨基酚峰计算应不低于1500。

2）对照品溶液的制备：取对乙酰氨基酚对照品适量，精密称定，加流动相制成每1ml含80μg的溶液，即得。

3）供试品溶液的制备：取〔含量测定〕山银花项下的细粉0.02g（约相当于对乙酰氨基酚4mg），精密称定，置50ml容量瓶中，加流动相约40ml，超声处理（功率300W，频率40kHz）1min，放冷，加流动相至刻度，摇匀，滤过，取续滤液，即得。

4）测定法：分别精密吸取对照品溶液与供试品溶液各10μl，注入液相色谱仪，测定，即得。本品含对乙酰氨基酚（$C_8H_9NO_2$）应为标示量的90.0%～110.0%。

$$标示量\% = \frac{(A_x/A_s)\times C_s \times D \times \bar{W}}{W \times S}\times 100\%$$

式中，C_s为对乙酰氨基酚对照品溶液的浓度；A_x和A_s分别为供试品溶液和对照品溶液对乙酰氨基酚峰面积；W为称样量；D为稀释体积和浓度单位换算因数；$\bar{W}$为平均片重（g）；S为对乙酰氨基酚标示量。

（7）马来酸氯苯那敏：照高效液相色谱法（通则0512）测定。

1）色谱条件与系统适用性实验：以十八烷基硅烷键合硅胶为填充剂；以甲醇-含1%三乙胺和0.005mol/L庚烷磺酸钠的0.05mol/L磷酸二氢钾溶液（用磷酸调节pH至3.0）（60∶40）为流动相；检测波长为264nm。理论塔板数按马来酸氯苯那敏峰计算应不低于1000。

2）对照品溶液的制备：取马来酸氯苯那敏对照品适量，精密称定，加流动相制成每1ml含40μg的溶液，即得。

3）供试品溶液的制备：取“4. 含量测定”山银花项下的细粉1g（约相当于马来酸氯苯那敏2mg），精密称定，置50ml容量瓶中，加甲醇15ml，超声处理（功率300W，频率40kHz）10min，加三氯甲烷30ml摇匀，再超声处理5min，放冷，加三氯甲烷稀释至刻度，摇匀，滤过，精密量取续滤液25ml，蒸干，残渣加5%氢氧化钠溶液10ml使溶解，置分液漏斗中，蒸发皿用水10ml洗涤，洗液并入分液漏斗中，加40%氢氧化钠溶液8ml，用石油醚（30～60℃）振摇提取4次，每次40ml，合并提取液，加10%盐酸乙醇溶液4ml（或分别于每次提取液中加入1ml的10%盐酸乙醇溶液），置水浴上蒸干，残渣加甲醇3ml使溶解，移至25ml容量瓶中，用适量流动相洗涤蒸发皿，洗液并入量瓶中，加流动相稀释至刻度，摇匀，滤过，取续滤液，即得。

4）测定法：分别精密吸取对照品溶液与供试品溶液各10μl，注入高效液相色谱仪，测定，即得。本品含马来酸氯苯那敏（$C_{16}H_{19}ClN_2 \cdot C_4H_4O_4$）应为标示量的85.0%～115.0%。

$$标示量\% = \frac{(A_x / A_s) \times C_s \times D \times \bar{W}}{W \times S} \times 100\%$$

式中，C_s为马来酸氯苯那敏对照品溶液的浓度；A_x和A_s分别为供试品溶液和对照品溶液马来酸氯苯那敏峰面积；W为称样量；D为稀释体积和浓度单位换算因数；$\bar{W}$为平均片重（g）；S为马来酸氯苯那敏标示量。

【注意事项】

1. 流动相和进样溶液必须经微孔滤膜（0.45μm）过滤。

2. 有机溶剂不可直火挥干，防止燃烧。

【思考题】

1. 药物制剂含量有几种表示方法？

2. 复方制剂药物分析的特点？

附 3-1

处方：山银花180g，连翘180g，荆芥72g，淡豆豉90g，淡竹叶72g，牛蒡子108g，芦根108g，桔梗108g，甘草90g，马来酸氯苯那敏1.05g，对乙酰氨基酚105g，维生素C 49. 5g，薄荷素油1.08ml。

制法：以上十三味，连翘、荆芥、山银花提取挥发油，药渣与淡竹叶、淡豆豉、芦根、桔梗、甘草加水煎煮2次，每次2h，滤过，合并滤液；牛蒡子用60%乙醇溶液加热回流提取2次，每次4h，滤过，合并滤液，回收乙醇，加入石蜡使溶解，冷却至石蜡浮于液面，除去石蜡层。合并上述药液，浓缩至适量，干燥成干膏粉，与适量的辅料制成颗粒，加入上述挥发油及薄荷素油混匀；对乙酰氨基酚、马来酸氯苯那敏和维生素C与适量的辅料混匀，制成颗粒，与上述颗粒压制成1000片（双层片），包薄膜衣。或合并上述药液，浓缩成稠膏，加入适量的辅料，干燥，粉碎，干浸膏粉与对乙酰氨基酚和马来酸氯苯那敏混匀，制成颗粒，加入上述挥发油及薄荷素油，混匀，与维生素C压制成1000片（夹心片或多层片）包糖衣或薄膜衣；或干浸膏粉与对乙酰氨基酚和用辅料包膜制成的维生素C微粒混匀，制成颗粒，干燥，加入马来酸氯苯那敏，混匀，加入上述挥发油及薄荷素油，压制成1000片，包糖衣或薄膜衣，即得。

（何春龙）

实验二十九　蒙药三子散全检验

【实验目的】

1. 掌握蒙药制剂全检验的项目和方法。

2. 掌握蒙药制剂有效成分的薄层色谱法鉴别和杂质检查、高效液相色谱测定法。

3. 熟悉蒙药散剂的样品前处理方法。

【实验原理】 本品系蒙古族验方。处方：诃子200g、川楝子200g、栀子200g；制法：以上三味，粉碎成粗粉，过筛，混匀，即得。

1. 鉴别 由于是原药材粉碎加工而成，所以采用显微鉴别法鉴别三味药材；同时以诃子对照药材、栀子苷对照品为对照，采用薄层色谱法对诃子和栀子药材进行鉴别。

2. 含量测定 以栀子药材有效成分栀子苷为指标，采用高效液相色谱法测定三子散含量。

【实验设备、材料及试剂】

1. 设备 显微镜、高效液相色谱仪、C_{18}色谱柱（250mm×4.6mm，5μm）、超声仪、分析天平等。

2. 材料 回流装置、展开缸、硅胶G薄层板、具塞锥形瓶、容量瓶、微孔滤膜等。

3. 试剂 三子散、诃子对照药材、栀子苷对照品、乙醚、乙醇、乙酸乙酯、丙酮、甲酸、10%硫酸乙醇溶液、乙腈、甲醇等。

【实验步骤】

1. 性状 本品为姜黄色至棕黄色的粉末；气微，味苦、涩、微酸。

2. 鉴别

（1）取本品，置显微镜下观察：果皮纤维束旁的细胞中含草酸钙方晶或少数簇晶，形成晶纤维，含晶细胞壁厚薄不一，木化（川楝子）。种皮石细胞黄色或淡棕色，多破碎，完整者长多角形、长方形或不规则形，壁厚，有大的圆形纹孔，胞腔棕红色（栀子）。果皮纤维层淡黄色，斜向交错排列，壁较薄，有纹孔（诃子）。

（2）取本品1g，加乙醚10ml，振摇提取10min，弃去乙醚液，药渣挥去乙醚，加乙酸乙酯10ml，加热回流1h，放冷，滤过，滤液蒸干，残渣加乙醇2ml使溶解，作为供试品溶液。另取诃子对照药材 0.5g，同法制成对照药材溶液。再取栀子苷对照品，加乙醇制成每 1ml 含 1mg 的溶液，作为对照品溶液。照薄层色谱法（通则 0502）实验，吸取上述三种溶液各 5μl，分别点于同一硅胶 G 薄层板上，以乙酸乙酯-丙酮-甲酸-水（10 ∶ 7 ∶ 2 ∶ 0.5）为展开剂，展开，取出，晾干，喷以 10% 硫酸乙醇溶液，加热至斑点显色清晰。供试品色谱中，分别在与对照药材色谱和对照品色谱相应的位置上，显相同颜色的斑点。

3. 检查　应符合茶剂项下有关的各项规定（通则 0188）。

4. 含量测定　照高效液相色谱法（通则 0512）测定。

（1）色谱条件与系统适用性实验：以十八烷基硅烷键合硅胶为填充剂；以乙腈-水（15 ∶ 85）为流动相；检测波长为 238nm。理论塔板数按栀子苷峰计算应不低于 4000。

（2）对照品溶液的制备：取栀子苷对照品适量，精密称定，加甲醇制成每 1ml 含 30μg 的溶液，即得。

（3）供试品溶液的制备：取本品约 0.3g，精密称定，置具塞锥形瓶中，精密加入甲醇 25ml，密塞，称定重量，超声处理 20min（功率 200W，频率 50kHZ），放冷，再称定重量，用甲醇补足减失的重量，摇匀，滤过。精密量取续滤液 10ml，置 25ml 容量瓶中，加甲醇至刻度，摇匀，即得。

（4）测定法：分别精密吸取对照品溶液与供试品溶液各 10μl，注入高效液相色谱仪，测定，即得。本品每 1 g 含栀子以栀子苷（$C_{17}H_{24}O_{10}$）计，不得少于 5.4mg。

$$m = \frac{C_{对} \times A_{供} / A_{对} \times V \times D}{W}$$

式中，$A_{供}$和 $A_{对}$分别为供试品溶液和对照品溶液中栀子苷峰面积；V 为供试品溶液体积；D 为供试品的稀释倍数；W 为称取三子散的量；$C_{对}$为对照品溶液的浓度。

【注意事项】

1. 有机溶剂蒸干时必须用水浴蒸干，不可直火蒸干。

2. 流动相和进样溶液使用前必须经过 0.45μm 微孔滤膜过滤。

【思考题】

1. 薄层色谱法鉴别中药制剂时，对照方法有哪些？

2. 中药制剂有哪些鉴别的方法？

（何春龙）

实验三十　双黄连口服液全检验

【实验目的】

1. 掌握双黄连口服液鉴别及含量测定方法。

2. 熟悉双黄连口服液质量分析的主要项目。

3. 了解中药口服液的检查内容。

【实验原理】 双黄连口服液处方组成：金银花 375g，黄芩 375g，连翘 750g。本品为棕红色的澄清液体；味甜，微苦。双黄连口服液主要有效成分为金银花药材成分绿原酸、黄芩药材成分黄芩苷和连翘药材成分连翘苷。详见附 3-2。

双黄连口服液的鉴别和含量测定方法均基于上述三种药材的主要成分绿原酸、黄芩苷和连翘苷而进行，金银花和黄芩采用对照品法进行薄层色谱法鉴别，连翘采用对照药材法进行薄层色谱法鉴别，含量测定均采用高效液相色谱外标法。

【实验设备、材料及试剂】

1. 设备 高效液相色谱仪、紫外检测器、C_{18} 色谱柱（250mm×4.6mm，5μm）、分析天平、紫外线灯、超声仪、恒温干燥箱、恒温水浴箱、酸度计（玻璃电极、饱和甘汞电极）等。

2. 材料 回流装置、中性氧化铝柱（100～200 目，6g，内径为 1cm）、聚酰胺薄膜、硅胶 G 薄层板、点样毛细管、展开缸、比重瓶、回流装置、量瓶、棕色容量瓶等。

3. 试剂 双黄连口服液（10ml，每 1ml 相当于饮片 1.5g）、连翘对照药材、黄芩苷对照品、绿原酸对照品、连翘苷对照品、乙醇、冰醋酸、甲醇、醋酸、三氯甲烷、10% 硫酸乙醇溶液、50% 甲醇溶液、乙腈等。

【实验步骤】

1. 鉴别

（1）取本品 1ml，加 75% 乙醇溶液 5ml，摇匀，作为供试品溶液。另取黄芩苷对照品、绿原酸对照品，分别加 75% 乙醇溶液制成每 1ml 含 0.1mg 的溶液，作为对照品溶液。照薄层色谱法实验，吸取上述 3 种溶液各 1～2μl，分别点于同一聚酰胺薄膜上，以醋酸为展开剂，展开，取出，晾干，置紫外线灯（365nm）下检视。供试品色谱中，在与黄芩苷对照品色谱相应的位置上，显相同颜色的斑点；在与绿原酸对照品色谱相应的位置上，显相同颜色的荧光斑点。

（2）取本品 1ml，加甲醇 5ml，振摇使溶解，静置，取上清液，作为供试品溶液。另取连翘对照药材 0.5g，加甲醇 10ml，加热回流 20min，滤过，滤液作为对照药材溶液。照薄层色谱法实验，吸取上述两种溶液各 5μl，分别点于同一硅胶 G 薄层板上，以三氯甲烷-甲醇（5 ∶ 1）为展开剂，展开，取出，晾干，喷以 10% 硫酸乙醇溶液，在 105℃加热至斑点显色清晰。供试品色谱中，在与对照药材色谱相应的位置上，相同颜色的斑点。

2. 检查

（1）相对密度：应不低于 1.12（通则 0601）。

（2）pH：应为 5.0～7.0（通则 0631）。

（3）其他：应符合合剂项下有关的各项规定（装量、微生物限度等）。

3. 含量测定

（1）黄芩：照高效液相色谱法（通则 0512）测定。

1）色谱条件与系统适用性实验：以十八烷基硅烷键合硅胶为填充剂；以甲

醇-水-冰醋酸（50 ∶ 50 ∶ 1）为流动相；检测波长为274nm。理论塔板数按黄芩苷峰计算应不低于1500。

2）对照品溶液的制备：取黄芩苷对照品适量，精密称定，加50%甲醇溶液制成每1ml含0.1mg的溶液，即得。

3）供试品溶液的制备：精密量取本品1ml，置50ml容量瓶中，加50%甲醇溶液适量，超声处理20min，放置至室温，加50%甲醇溶液稀释至刻度，摇匀，即得。

4）测定法：分别精密吸取对照品溶液与供试品溶液各5μl，注入高效液相色谱仪，测定，即得。本品每1ml含黄芩以黄芩苷计（$C_{21}H_{18}O_{11}$），不得少于10.0mg。

$$m=\frac{C_{对}\times A_{供}/A_{对}\times V\times D}{V_{样}}$$

式中，$C_{对}$为对照品溶液浓度；$A_{供}$和$A_{对}$分别为供试品溶液和对照品溶液中黄芩苷峰面积；V为供试品溶液体积；D为供试品的稀释倍数；$V_{样}$为样品取样体积。

（2）金银花：照高效液相色谱法（通则0512）测定。

1）色谱条件与系统适用性实验：以十八烷基硅烷键合硅胶为填充剂；以甲醇-水-冰醋酸（20 ∶ 80 ∶ 1）为流动相；检测波长为324nm。理论塔板数按绿原酸峰计算应不低于6000。

2）对照品溶液的制备：取绿原酸对照品适量，精密称定，置棕色容量瓶中，加水制成每1ml含40μg的溶液，即得。

3）供试品溶液的制备：精密量取本品2ml，置50ml棕色容量瓶中，加水稀释至刻度，摇匀，即得。

4）测定法：分别精密吸取对照品溶液10μl与供试品溶液10～20μl，注入高效液相色谱仪，测定，即得。本品每1ml含金银花以绿原酸（$C_{16}H_{18}O_9$）计，不得少于0.60mg。

$$m=\frac{C_{对}\times A_{供}/A_{对}\times V\times D}{V_{样}}$$

式中，$C_{对}$为对照溶液浓度；$A_{供}$和$A_{对}$分别为供试品溶液和对照品溶液中绿原酸峰面积；V为供试品溶液体积；D为供试品的稀释倍数；$V_{样}$为样品取样体积。

（3）连翘：照高效液相色谱法（通则0512）测定。

1）色谱条件与系统适用性实验：以十八烷基硅烷键合硅胶为填充剂；以乙腈-水（25 ∶ 75）为流动相；检测波长为278nm，理论塔板数按连翘苷峰计算应不低于6000。

2）对照品溶液的制备：取连翘苷对照品适量，精密称定，加50%甲醇溶液制成每1ml含60μg的溶液，即得。

3）供试品溶液的制备：精密量取本品1ml，加在中性氧化铝柱（100～120目，6g，内径为1cm）上，用70%乙醇溶液40ml洗脱，收集洗脱液，浓缩至干，残渣加50%甲醇溶液适量，温热使溶解，转移至5ml容量瓶中，并稀释至刻度，摇匀，即得。

4）测定法：分别精密吸取对照品溶液与供试品溶液各 10μl，注入高效液相色谱仪，测定，即得。本品每 1ml 含连翘以连翘苷（$C_{27}H_{34}O_{11}$）计，不得少于 0.30mg。

$$m=\frac{C_{对}\times A_{供}/A_{对}\times V\times D}{V_{样}}$$

式中，$C_{对}$为对照溶液浓度；$A_{供}$和 $A_{对}$分别为供试品溶液和对照品溶液中连翘苷峰面积；V 为供试品溶液体积；D 为供试品的稀释倍数；$V_{样}$为样品取样体积。

【注意事项】

1. 流动相和进样溶液使用前必须经过 0.45μm 微孔滤膜过滤。

2. 双黄连口服液中连翘苷的高效液相色谱测定，采用中性氧化铝柱（100～120 目，6g，内径为 1cm）纯化处理，需要考虑样品的提取回收率。

【思考题】

1. 测定金银花含量时，配制对照品和供试品溶液，为什么用棕色容量瓶？

2. 从事药品质量研究与控制工作，需要具有哪些素质？

3. 如何理解整体与部分之间的关系？

附 3-2

1. 双黄连口服液制法 金银花、黄芩、连翘，以上 3 味，黄芩加水煎煮 3 次，第一次 2h，第二、三次各 1h，合并煎液，滤过，滤液浓缩并在 80℃时加入 2mol/L 盐酸溶液适量调节 pH 1.0～2.0，保温 1h，静置 12h；滤过，沉淀加 6～8 倍量水，用 40% 氢氧化钠溶液调节 pH 至 7.0，再加等量乙醇，搅拌使溶解；滤过，滤液用 2mol/L 盐酸溶液调节 pH 至 2.0，60℃保温 30min，静置 12h；滤过，沉淀用乙醇洗至 pH 至 7.0，回收乙醇备用。金银花、连翘加水温浸 30min 后，煎煮 2 次，每次 1.5h，合并煎液，滤过，滤液浓缩至相对密度为 1.20～1.25（70～80℃）的清膏，冷至 40℃时缓缓加入乙醇，使含醇量达 75%，充分搅拌，静置 12h；滤取上清液，残渣加 75% 乙醇溶液适量，搅匀，静置 12h，滤过，合并乙醇液，回收乙醇至无醇味。加入上述黄芩提取物，并加水适量，以 40℃氢氧化钠溶液调节 pH 至 7.0，搅匀，冷藏（4～8℃）72h，滤过，滤液加入蔗糖 300g，搅拌使溶解，或再加入香精适量，调节 pH 至 7.0，加水制成 1000ml，摇匀，静置 12h，滤过，灌装，灭菌，即得。

本品为棕红色的澄清液体；味甜，微苦。

2. 中药合剂与口服液简介 合剂系指饮片用水或其他溶剂，采用适宜方法提取制成的口服液体制剂（单剂量灌装者也可称“口服液”）。合剂和口服液为汤剂的改进剂型，既保持了汤剂的特点，又可免去临时煎煮的麻烦，便于服用、携带和保存。

合剂中常含有糖类、蛋白质等，微生物容易繁殖，所以常加入适宜的防腐剂，如苯甲酸、苯甲酸钠和尼泊金酯类等，必要时可加入矫味剂和适量的乙醇。《中国药典》（2020 年版）四部规定，合剂不得有酸败、异臭、产生气体或其他变质现象。中药合剂质量标准中一般应制订相对密度、pH 检查项目。对单剂量灌装的合剂（即口服液）还应进行装量检查。

合剂中溶剂水和矫味剂蔗糖及其他附加剂对检验常有干扰，所以在测定前一般需用有机溶剂将待测组分从制剂中萃取出来再进行检验。若其他共存组分有干扰，需采用柱色谱或其他纯化方法处理。

3. 绿原酸稳定性问题 绿原酸是由咖啡酸与奎尼酸形成的酯，其分子结构中有酯键、不饱和双键及多元酚3个不稳定部分。研究表明，在植物提取过程中，往往通过水解和分子内酯基迁移而发生异构化。由于绿原酸的特殊结构，决定了其可以利用乙醇、丙酮、甲醇等极性溶剂从植物中提取出来，但是由于绿原酸本身的不稳定性，提取条件不能为高温、强光及长时间加热。建议保存时避光密封低温保存。

（何春龙）

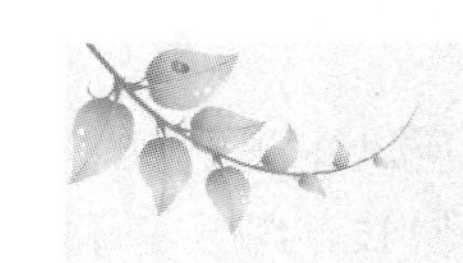

第四章　设计性实验

药物分析设计性实验要求

1. 学生应到图书馆查阅有关测定方法的资料，根据给出的实验题目，制订出合理、可行的实验方案。

2. 参照《中国药典》现行版的规范用语及格式写出切实可行的详细实验方案。

实验方案内容包括如下内容。

（1）实验理论依据：根据供试样品的结构特点、理化性质，选择合适的分析方法，详细写出方法原理。为保证实验的顺利进行最好注明实验注意事项。

（2）仪器与试剂：需注明仪器的型号、试剂的规格、试剂溶液的浓度、配制方法；标准溶液的标定方法、应称基准试剂的量及所需供试样品的量。

3. 提前一周将方案交指导老师审阅。3～5 名同学为一组，推选一名负责人，以组为单位列出需要借用的仪器。

4. 实验中所需试剂均由学生自己配制，设计方案中应包括试剂配制方法。以保证在规定时间内完成实验。配制试剂都应有详细的实验纪录。

5. 根据方案来完成实验，记录实验结果并进行数据处理。

6. 完成规定的内容后需评价所设计实验方法的合理性、实验误差的产生及设计实验的心得体会（包括对设计性实验的建议等）。

思考题：如何理解设计性实验，药物的化学结构、理化性质与实验设计的关系是什么？给予你的启发有哪些？

（王焕芸）

实验三十一　药物鉴别的设计性实验

【实验目的】

1. 掌握药物鉴别实验的内容和要求。

2. 掌握常用的鉴别实验方法及其原理。

3. 熟悉药物鉴别方法设计的实验思路、条件优化、方法验证等过程。

【实验设计思路】 药品质量标准中鉴别是用以判定某已知药品的真伪而不是对未知药物进行结构确证，所以鉴别方法应以专属性好、简便易行为宜，尤其能将结构相似的同类药品加以区别为主要考虑因素。质量标准的鉴别项目一般选用不同原理的方法（化学法、光谱法、色谱法）相结合以起到互补作用，每种药物一般选用 2～4 种方法进行鉴别实验。同类实验原理或相同官能团的化学鉴别法尽量不同时出现在同一标准中。对于组分单一、结构明确的化学原料药，红外分光光度法专属性最强；对于制剂，合适的色谱法专属性较好。

创新药物鉴别实验常选择“光谱法（或化学法）+ 色谱法 + 盐基或酸根鉴别”的组合方式；如果不能说明其特性，可增加其他方法，条目不宜过多，足以区别真伪即可。在进行鉴别实验方法建立过程中，需要充分了解药物的结构及理化性质，突出专属鉴别实验方法，兼顾一般鉴别实验方法，制订实验方案。

1. 化学法 根据药物特定官能团或特定结构的特性反应，选择化学鉴别方法，该方法要能够与其他鉴别方法结合使用，使得鉴别的专属性更加突出。化学鉴别法需要反应迅速现象明显，可以是适当条件下产生颜色、荧光，发生沉淀反应或产生气体等现象。

2. 光谱法 在组分单一结构明确的原料药鉴别中首选红外分光光度法。如果红外光谱图可以反映药物的有效晶型特点时，也可以使用该法鉴别其有效晶型。制剂中则因辅料影响提取过程可能导致晶型变化而一般不采用此法，而采用所受影响因素较少的紫外-可见分光光度法。

选用紫外-可见分光光度法时，一般通过核对其光谱特征参数，如最大吸收波长，或同时测定最小吸收波长等。一般不用单一吸收峰或者 220nm 以下波长的吸收特性作为鉴别依据。为提高专属性，可将上述几个方法结合起来使用。

3. 色谱法 利用不同物质在不同色谱条件下，各自色谱行为（比移值或保留时间）的不同，与对照品在相同色谱条件下进行色谱分离，比较其色谱行为的一致性，来鉴别药品的真伪。采用薄层色谱法时，一般制备供试品溶液和对照品溶液，在同一薄层板上点样、展开与检视，供试品色谱图中所显斑点的位置和颜色（或荧光）应与标准物质色谱图的斑点一致。必要时化学药品可采用供试品溶液与标准溶液混合点样、展开，与标准物质相应斑点应为单一、紧密斑点。

在含量测定或有关物质项下已采用高效液相色谱法的情况下，可以本法进行鉴别实验。方法中色谱系统的稳定性要好，同一物质不同进样时保留时间的重现性必须有保证。药典中对保留时间的一致性未予具体规定，此时，操作中可增加供试品溶液与对照品溶液等量混合，进样后出现单一色谱峰作为鉴别依据，弥补该法之不足。

【典型案例分析】

1. 双氯芬酸钠 2-[（2，6-二氯苯基）氨基]-苯乙酸钠，为非甾体类抗炎药物，主要发挥解热镇痛及抗炎作用。该药物属于邻位取代的苯乙酸结构。结构中含有氯元素和钠元素，因此可以通过将其炽灼炭化后，生成无机氯离子和钠离子，分别采用氯化物和钠盐的一般鉴别实验方法，对其进行鉴别。药物结构中具有苯环，可以在一定溶剂中测定其紫外吸收光谱，以光谱特征进行鉴别。对于双氯芬酸钠原料药，可以采用红外分光光度法鉴别。在获得对照品的前提下，可以采用高效液相色谱法对该药进行色谱鉴别。

《中国药典》（2020 年版）二部收载双氯芬酸钠质量标准中，鉴别项如下。

（1）取本品，加水溶解并稀释制成每1ml中含20μg的溶液，照紫外-可见分光光度法（通则0401）测定，在276nm的波长处有最大吸收。

（2）本品的红外吸收图谱应与对照的图谱一致。

（3）取本品约50mg，加碳酸钠0.2g，混匀，炽灼至炭化，放冷，加水5ml，煮沸，滤过，滤液显氯化物鉴别（1）的反应（通则0301）。

（4）本品炽灼后，显钠盐的鉴别反应（通则0301）。

质量标准中采用紫外-可见分光光度法对该药进行鉴别，方法建立中需要考虑紫外-可见分光光度法测定的溶剂和浓度选择。一般以最大吸收在0.3～0.7，尽量接近0.434为宜。同时采用红外分光光度法进行鉴别，以供试品获得的图谱与对照图谱比对的方式进行。另外针对所含的氯元素和钠元素，均采用炽灼后的一般鉴别实验：氯化物鉴别和钠盐鉴别。

2. 人参 本品为五加科植物人参 *Panax ginseng* C. A. Mey 的干燥根和根茎。多于秋季采挖，洗净经晒干或烘干。栽培的俗称“园参”；播种在山林野生状态下自然生长的称“林下山参”，习称“籽海”。人参药材首先可以选择显微鉴别法对其进行显微特征鉴别；其次采用薄层色谱法，利用人参对照药材和人参皂苷类对照品进行鉴别。

《中国药典》（2020年版）一部收载人参标准中，鉴别项如下。

（1）本品横切面：木栓层为数列细胞。栓内层窄。韧皮部外侧有裂隙，内侧薄壁细胞排列较紧密，有树脂道散在，内含黄色分泌物。形成层成环。木质部射线宽广，导管单个散在或数个相聚，断续排列成放射状，导管旁偶有非木化的纤维。薄壁细胞含草酸钙簇晶。

粉末淡黄白色。树脂道碎片易见，含黄色块状分泌物。草酸钙簇晶直径20～68μm，棱角锐尖。木栓细胞表面观类方形或多角形，壁细波状弯曲。网纹导管和梯纹导管直径10～56μm。淀粉粒甚多，单粒类球形、半圆形或不规则多角形，直径4～20μm，脐点点状或裂缝状；复粒由2～6分粒组成。

（2）取本品粉末lg，加三氯甲烷40ml，加热回流1h，弃去三氯甲烷液，药渣挥干溶剂，加水0.5ml搅拌湿润，加水饱和正丁醇10ml，超声处理30min，吸取上清液加3倍量氨试液，摇匀，放置分层，取上层液蒸干，残渣加甲醇1ml使溶解，作为供试品溶液。另取人参对照药材lg，同法制成对照药材溶液。再取人参皂苷 Rb_1 对照品、人参皂苷Re对照品、人参皂苷Rf对照品及人参皂苷 Rg_1 对照品，加甲醇制成每1ml各含2mg的混合溶液，作为对照品溶液。照薄层色谱法（通则0502）实验，吸取上述3种溶液各1～2μl，分别点于同一硅胶G薄层板上，以三氯甲烷-乙酸乙酯-甲醇-水（15∶40∶22∶10）10℃以下放置的下层溶液为展开剂，展开，取出，晾干，喷以10%硫酸乙醇溶液，在105℃加热至斑点显色清晰，分别置日光和紫外线灯（365nm）下检视。供试品色谱中，在与对照药材色谱和对照品色谱相应位置上，分别显相同颜色的斑点或荧光斑点。

【实验内容】 从以下药物中选择任一实验对象，进行药物鉴别实验的方法建立。①布洛芬片；②阿莫西林胶囊；③红花；④五倍子；⑤板蓝根颗粒。

（王焕芸）

实验三十二　药物杂质检查的设计性实验

【实验目的】

1. 掌握药物杂质检查的内容和要求。

2. 掌握药物特殊杂质来源、制备与检查方法的原理与应用。

3. 熟悉药物杂质检查方法的实验思路、条件优化、方法验证等过程。

【实验设计思路】 药品中的杂质按照其来源可以分为一般杂质和特殊杂质：一般杂质是指在自然界中分布较广泛，在多种药物的生产和储藏过程中容易引入的杂质；特殊杂质是指在特定药物的生产和储藏过程中引入的杂质，也常称为有关物质，这类杂质随药物的不同而不同。药物中杂质限量控制的原则：①在保证安全有效的前提下，允许药物含一定量的杂质，但必须限定量；②杂质限量的制订基于杂质性质、工艺水平和各国药典的标准方法。

根据杂质的控制要求，可以进行限量检查，也可以对杂质进行定量测定。限量检查法通常不要求测定杂质的准确含量，只需检查药物中杂质的量是否超过限量的方法。杂质定量测定即配制供试品和被检杂质对照品溶液，同法操作，采用外标法或内标法测定供试品中杂质的含量。

检查药物中存在的微量杂质，要求检查分析方法专属、灵敏，使药物对其所含微量杂质的检测也不产生干扰。所以药物中杂质的检查主要是依据药物与杂质在物理性质或化学性质上的差异来进行。物理性质上的差异，主要指药物与杂质在外观性状、分配或吸附及对光的吸收等性质的差别；化学性质上的差异，主要指药物与杂质对某一化学反应的差别。

根据《中国药典》（2020年版）四部通则9102“药品杂质分析指导原则”要求，一般采用现代色谱技术对杂质进行分离分析，主成分与杂质和降解产物均应有良好的分离度；其检测限应满足限度检查的要求；对特定杂质中的已知杂质和毒性杂质，应使用杂质对照品进行定位；如无法获得该对照品时，可用相对保留值进行定位；特定杂质中的未知杂质可用相对保留值进行定位。杂质含量可按照薄层色谱法（通则0502）和高效液相色谱法（通则0512）测定。

薄层色谱法的杂质检查方法有杂质对照品法、自身稀释对照法、杂质对照品法与自身稀释对照法并用和对照药物法；高效液相色谱法的杂质检查方法有峰面积归一化法、不加校正因子的主成分自身对照法、加校正因子的主成分自身对照法和杂质对照品法测定杂质含量；气相色谱法的杂质检查方法有内标法、外标法、面积归一化法和标准溶液加入法。

对于药物制剂（包括药物复方制剂）检查，除了满足《中国药典》制剂通则相关项目外，选择的检查法需要排除制剂辅料及组方药物的干扰，以保证方法的专属性。

【典型案例分析】

甲巯咪唑的杂质检查 甲巯咪唑为1-甲基咪唑-2-硫醇，可抑制甲状腺素合成，是临床治疗甲状腺功能亢进的基础用药。根据甲巯咪唑的合成工艺和可能存在杂质的特点，设计以下实验对该药进行检查。

（1）酸性：取本品0.50g，加水25ml溶解后，依《中国药典》（2020年版）通则0631测定，pH应为5.0～7.0。

（2）有关物质：取本品，加乙酸乙酯溶解并稀释制成每1ml中含10mg的溶液，作为供试品溶液；精密量取适量，用乙酸乙酯稀释制成每1ml中含200μg、100μg、50μg与10μg的溶液，分别作为对照溶液（1）、（2）、（3）与（4）。照薄层色谱法（通则0502）实验，吸取上述五种溶液各20μl，分别点于同一硅胶G薄层板上，以甲苯-异丙醇-浓氨溶液（70 ∶ 29 ∶ 1）为展开剂，展开，晾干，喷以碘铂酸钾溶液（取氯铂酸0.30g，加水97ml使溶解，临用前，加碘化钾试液35ml，即得）使显色。供试品溶液如显杂质斑点，与对照溶液（1）、（2）、（3）与（4）所显的主斑点比较，杂质总量不得过2.0%。

（3）残留溶剂：取本品约1.0g，精密称定，置顶空瓶中，精密加水5ml使溶解，密封，作为供试品溶液：精密称取苯适量，用水定量稀释制成每1ml中约含0.4μg的溶液，精密量取5ml置顶空瓶中，密封，作为对照品溶液。照残留溶剂测定法（通则0861第二法）测定，以6%氰丙基苯基-94%二甲基聚硅氧烷（或极性相近）为固定液；起始温度为70℃，维持8min，以每分钟30℃的速率升温至200℃，维持3min；进样口温度为220℃；检测器温度为250℃；顶空瓶平衡温度为85℃，平衡时间为30min。取供试品溶液和对照品溶液分别顶空进样，记录色谱图，按外标法以峰面积计算，苯的残留量应符合规定。

【实验内容】 从以下药物中选择任一实验对象，进行药物杂质检查实验的方法建立。

①阿莫西林胶囊；②布洛芬片；③大黄；④银黄片。

（王焕芸）

实验三十三 药物含量测定方法建立与评价设计性实验

【实验目的】

1. 掌握根据药物含量测定的内容和要求。

2. 掌握含量测定方法容量分析法、光谱分析法和色谱分析法的原理与应用。

3. 熟悉药物含量测定方法的实验思路、条件优化、方法验证等过程。

【实验设计思路】 药品质量标准中含量测定通常运用化学、物理学或生物学及微生物学的方法，对药物中所含主成分的量进行测定。含量测定所采用的分析方法一般要求操作简便，结果准确重现。对于药物的不同形式，含量测定方法选择不一样。原料药的纯度要求高，限度要求严格。如果杂质可严格控制，含量测定可注重方法的准确性，一般首选容量分析法。药物制剂组分复杂、干扰物质多，且含量限度一般较宽，更强调方法的灵敏度和专属性，首选色谱法。如果辅料不干扰测定，也可以选择光谱法。对于药物的含量测定，其方法学验证是保证定量分析结果精确、可靠的必要和充分条件，应根据《中国药典》（2020 年版）四部指导原则 9101“分析方法验证指导原则”进行（见附录一）。

1. 容量分析法 根据药物的结构特点选择合适的容量分析法，主要有酸碱滴定法、非水滴定法、氧化还原滴定法、配位滴定法和沉淀滴定法。在每种滴定分析方法原理和特点的基础上，重点考虑滴定液的浓度和体积、待测药物的取样量、溶解待测物的溶剂、指示终点的方法（指示剂法或电位法）、滴定方式及滴定度的计算；同时查阅滴定液的配制和标定方法。

2. 紫外-可见分光光度法 紫外-可见分光光度法一般以吸光度最大的波长作为测定波长，其吸光度值一般在 0.3～0.7。实验研究中需要考虑供试品的取用量及溶剂选择，配制成适合的浓度后，对其进行波长扫描，确定最大吸收波长。定量时，按相同方式分别配制对照品溶液和供试品溶液，其中对照品溶液中所含待测药物的量应为供试品溶液中被测成分规定量的 100%±10%，在选择的最大吸收波长下同时测定吸光度值并比较计算，以减少不同仪器的测定误差；若用吸收系数（$E_{1cm}^{1\%}$）计算，其值宜在 100 以上。

3. 高效液相色谱法 反相键合相色谱法是应用最广的色谱法，适合分离非极性至中等极性的组分，固定相一般首选十八烷基硅烷键合硅胶；流动相首选甲醇-水或乙腈-水系统；可以选用含较低浓度缓冲液的流动相。紫外检测器为最常用的检测器，检测波长一般选择待测成分在流动相系统中的最大吸收波长，或其他具有较高专属性的波长。优化后的色谱条件应实现对待测组分选择性的检测。一般单一成分的含量测定可以在 10min 或 20min 内完成，复方制剂可以在 30min 内完成多组分同时测定。建立好的色谱分析方法应满足色谱系统适用性实验的要求。定量时多采用峰面积法，常用内标法或者外标法。

4. 分析方法验证 药物含量测定分析方法验证主要包括专属性、准确度、精密度、线性、范围、耐用性。应根据所选择分析方法的不同，合理安排实验流程，完成分析方法的验证。

容量分析法先采用对照品先确定滴定曲线及终点指示，在此基础上进行线性与范围、准确度、精密度和耐用性研究。

紫外-可见分光光度法先采用对照品确定最大吸收波长及检测浓度，对于制剂，需要评价辅料在该波长处对测定结果的影响，即方法专属性；专属性符合要求的基础上，再进行线性与范围、准确度、精密度、耐用性研究。

高效液相色谱法在进行色谱条件优化过程中，需要考虑待测成分之间、与其结构相近的化合物（可以采用破坏实验进行）及与制剂辅料之间的分离度，即方法专属性；满足色谱系统适用性实验要求的基础上，再进行线性与范围、准确度、精密度、耐用性研究。

【典型案例分析】 苯磺酸氨氯地平，为（±）-2-[（2-氨基乙氧基）甲基]-4-（2-氯苯基）-1，4-二氢-6-甲基-3，5-吡啶二羧酸5-甲酯，3-乙酯苯磺酸盐，为二氢吡啶类钙拮抗剂，直接作用于血管平滑肌，降低外周血管阻力，从而降低血压。临床用于治疗高血压。苯磺酸氨氯地平片为白色片剂，规格按氨氯地平计为5mg/片。

根据该药的结构和形式，采用高效液相色谱法-紫外检测对其进行片剂的含量测定。选择反相键合相色谱法，根据文献查阅拟定色谱条件为：色谱柱采用 C_{18} 柱（150mm×4.6mm，5μm）；流动相为甲醇-0.03mol/L KH_2PO_4（65 ∶ 35）；流速为1ml/min；柱温为室温；检测波长为237nm（紫外扫描最大波长）进样量为20μl。

1. 专属性 取苯磺酸氨氯地平对照品适量（相当于氨氯地平氯地平5mg）数份，分别加入1mol/L盐酸溶液、1mol/L氢氧化钠溶液、浓过氧化氢溶液适量，在一定温度下水浴加热对药物进行破坏处理。破坏结束后制成降解产物溶液（氨氯地平浓度约为0.5mg/ml），分别在上述色谱条件下进样分析，判断氨氯地平与各降解产物之间是否获得基线分离。若未达到基线分离，调整色谱条件。

确定色谱条件后，以氨氯地平峰具有良好的色谱行为（分离度、理论塔板数、拖尾因子）、灵敏度和重复性结果，确定供试品溶液的浓度为50μg/ml。根据该供试品溶液浓度，确定片剂的处理方法，即取本品10片，精密称定，充分研细，精密称取相当于氨氯地平5mg的片粉置于100m1容量瓶中，加入流动相溶解并稀释至刻度，摇匀，过滤，续滤液进样分析。此时供试品溶液中氨氯地平为50μg/ml。

按供试品处理方法，依苯磺酸氨氯地平片处方中各辅料比例，取各辅料适量置100ml容量瓶中，加入流动相溶解并稀释至刻度，摇匀，过滤，续滤液进样分析。记录辅料和氨氯地平对照品色谱图，判断辅料对主成分是否有干扰。若无干扰，则本方法专属性良好。

2. 线性和范围 以50μg/ml确定范围应为40～60μg/ml（相当于80%～120%），并适当拓宽，制备浓度为30μg/ml、40μg/ml、50μg/ml、60μg/ml、70μg/ml共不少于5个浓度点的系列标准溶液，分别进样测定，以氨氯地平的峰面积为纵坐标（y）、浓度（μg/ml）为横坐标（x），用最小二乘法进行线性回归分析，求得回归方程为 $y=ax+b$ 和回归系数 r，r 应大于0.9990，截距应趋于0。

3. 精密度 按供试品处理方法，分别配制6份供试品溶液，进样分析，将氨氯地平峰面积代入回归方程中求算浓度，计算各自含量，求算6个结果的相对标准偏差，表征重复性。其结果应符合“通则9101”的要求。

4. 准确度 精密称取苯磺酸氨氯地平对照品适量，相当于氨氯地平4mg、5mg、6mg（相当于含量测定的80%、100%和120%）各3份，分别置于100ml容量瓶中，各加入处方量的混合辅料，按供试品处理方法处理后，分别进样分析，将氨氯地平峰面积代入回归方程中求算浓度，计算测定值，测定值和真实值之比为回收率，表征准确度。其结果应符合“通则9101”的要求。

5. 耐用性　取苯磺酸氨氯地平破坏样品适量，改变色谱条件如流动相的组成（甲醇的比例为55%～75%，KH_2PO_4浓度为0.02～0.04mol/L），固定相（色谱柱柱长150mm、200mm、250mm，品牌），流速（0.8～1.2ml/min），柱温（20～30℃），氨氯地平主峰与其降解产物应能获得基线分离。上述改变条件中对分离度有显著影响的，则需要特别注明。另取供试品溶液在不同时间进样（1h、2h、4h、8h），结果应稳定。苯磺酸氨氯地平见光易分解，故对照品及供试品溶液应避光操作，在棕色容量瓶中配制。

6. 确定含量测定方法　取苯磺酸氨氯地平片10片，精密称定，充分研细，精密称取片粉适量（约相当于氨氯地平5mg）置于100ml容量瓶中，加入流动相溶解稀释至刻度，摇匀过滤，取续滤液，精密量取20μl注入高效液相色谱仪，记录色谱图。另取苯磺酸氨氯地平对照品溶液（相当于氨氯地平50μg/ml），同法测定，按外标法以峰面积计算，即得。

【实验内容】　从以下药物中选择任一实验对象，进行药物含量测定的方法建立与评价（也可以根据药典或文献列举的方法，进行含量测定分析方法验证）。

①阿莫西林胶囊；②布洛芬片；③红花；④穿心莲片。

【思考题】

1. 设计性实验给予我们的启示是什么？

2. 如何理解实验中的创新性？

（何春龙）

第五章　体内药物分析实验

实验三十四　高效液相色谱法测定大鼠血浆中对乙酰氨基酚的药动学参数

【实验目的】

1. 掌握溶剂解法除去蛋白质的方法与技术；熟悉分析样品制备方法的基本原理、特点及基本操作；了解生物基质的特性与采集方法。

2. 掌握高效液相色谱仪的标准操作规程及注意事项；熟悉高效液相色谱仪的原理和结构；了解高效液相色谱仪常见故障产生的原因及故障排除方法。

3. 掌握高效液相色谱含量测定方法中的内标法；熟悉高效液相色谱含量测定的验证内容，包括选择性、线性、精密度和准确度。

4. 掌握药动学参数及其意义与测定 / 计算方法；熟悉定点采血的基本操作及 DAS 2.0 数据处理软件的使用。

【实验原理】 体内药物分析的检测对象是人体和动物的体液、组织、器官、排泄物，特点为样品量少、不易获取、组成复杂、干扰杂质多，所以需要进行样品前处理，选择专属性强、灵敏度高的分析方法，并对方法进行验证；高效液相色谱法在分离性能、分析速度、检测灵敏度等方面的优势使其特别适合基质复杂的体内生物样品的分析，其方法学验证内容包括选择性、线性、定量下限、准确度、精密度、样品稳定性。本实验测定小鼠血浆中对乙酰氨基酚的浓度，以摘眼球取血法得到含药血浆，用溶剂解法除去蛋白质得到分析样品，采用高效液相色谱法测定血药浓度并对方法进行验证，测定给药后不同时间的血药浓度，用 DAS 2.0 软件数据处理得到药时曲线及动力学参数。

【实验设备、材料及试剂】

1. 设备　高效液相色谱仪、C_{18} 色谱柱（250mm×4.6mm，5μm）、台式高速离心机、涡旋混合器、冰箱、分析天平等。

2. 材料　血常规管 EDTA-K_2 抗凝管、EP 离心管、移液器、针头式过滤器、高效液相样品瓶、内衬管、瓷研钵、容量瓶、移液管、灌胃针、弯头眼科剪、弯头眼科镊等。

3. 试剂　对乙酰氨基酚片（规格：0.5g）、对乙酰氨基酚对照品、茶碱对照品、色谱甲醇等。

4. 动物　SPF 级昆明小鼠。

【实验步骤】 照高效液相色谱法（通则 0512）实验。

1. 色谱条件与系统适用性实验　用十八烷基硅烷键合硅胶为填充剂；以甲醇：水

（20 ∶ 80，*V*/*V*）为流动相；流速为 1.0ml/min；检测波长 254nm；柱温 30℃ ；进样量 10μl。对乙酰氨基酚与茶碱的分离度应符合规定（*R* 不小于 2），理论塔板数按对乙酰氨基酚计算应不低于 3000；空白血浆样品色谱中，在对乙酰氨基酚与茶碱位置上没有吸收峰。

2. 血浆样品的采集与保存 健康雄性的 SPF 级昆明小鼠，体重 18～22g，以摘眼球取血的方式进行取血，每只小鼠约可取血 1ml，置于血常规管 EDTA-K_2 抗凝管中，3500r/min 离心 10min，分离血浆。得到的血浆样品如不立即测定，保存在−20℃冰箱内待测。

摘眼球取血法：将小鼠取出，用左手食指和拇指抓取双耳及颈后之间的头部皮肤，使用眼科剪将小鼠两侧胡须剪去，防止溶血。轻轻压迫取血侧颈部皮肤，使眼球充血突出，用弯头眼科镊夹取下眼球，使血液从眼眶内垂直流入取血管中。

3. 溶液的制备

（1）对乙酰氨基酚对照品溶液的制备：取对乙酰氨基酚对照品约 200mg，精密称定，置 100ml 容量瓶中，用甲醇溶解并稀释至刻度，摇匀，制成每 1ml 溶液中含对乙酰氨基酚 2mg 的储备液。分别吸取 0.1ml、0.5ml、2.5ml、5.0ml、7.5ml、10.0ml 储备液，加入 10ml 容量瓶中，分别用甲醇稀释至刻度，制备成浓度为 0.02mg/ml、0.10mg/ml、0.50mg/ml、1.00mg/ml、1.50mg/ml、2.00mg/ml 的系列对照品溶液。在 4℃保存备用。

（2）茶碱内标溶液的制备：取茶碱对照品约 25mg，精密称定，置于 25ml 容量瓶中，用甲醇溶解并稀释至刻度，摇匀，制备成浓度为 1.00mg/ml 的内标溶液，在 4℃保存备用。

（3）小鼠空白血浆溶液的制备：精密吸取空白血浆 100μl，置 2ml EP 离心管中，精密加入 20μl 甲醇，涡旋混合 3min 后，加入 300μl 甲醇进行沉淀蛋白，涡旋混合 3min，高速离心（10 000r/min）10min，分取上清液，去除蛋白质沉淀，用 0.22μm 针头式过滤器过滤，即得。

（4）小鼠血浆对照溶液的制备：精密吸取空白血浆 100μl，置 2ml EP 离心管中，精密加入 10μl 对乙酰氨基酚对照品溶液（1.00 mg/ml），精密加入 10μl 茶碱内标溶液，涡旋混合 3min 后，加入 300μl 甲醇沉淀蛋白质，涡旋混合 3min，高速离心（10 000r/min）10min，分取上清液，去除蛋白质沉淀，用 0.22μm 针头式过滤器过滤，即得。

（5）小鼠血浆供试品溶液的制备：小鼠灌胃给药后，不同时间点采集含药血浆样品。精密吸取含药血浆样品 100μl，置于 2ml EP 离心管中，精密加入 10μl 茶碱内标溶液，精密加入 10μl 甲醇，涡旋混合 3min 后，加入 300μl 甲醇沉淀蛋白质，涡旋混合 3min，高速离心（10000r/min）10min，分取上清液，去除蛋白沉淀，用 0.22μm 针头式过滤器过滤，即得。

4. 方法学验证

（1）选择性：分别取上述对乙酰氨基酚对照品溶液（1.00mg/ml）、茶碱内标溶液（1.00mg/ml）、空白血浆溶液、血浆对照溶液、血浆供试品溶液各 10μl，按照“1. 色谱条件与系统适用性实验”进行测定，记录色谱图。空白血浆溶液色谱图中在与对照品、内标相应保留时间处应无干扰。结果显示：对乙酰氨基酚和内标（茶碱）完全分离（$R > 2.0$），理论塔板数按对乙酰氨基酚计大于 3000，血浆中内源性物质和相应代谢物不干扰对乙酰氨基酚的测定（图 5-1）。

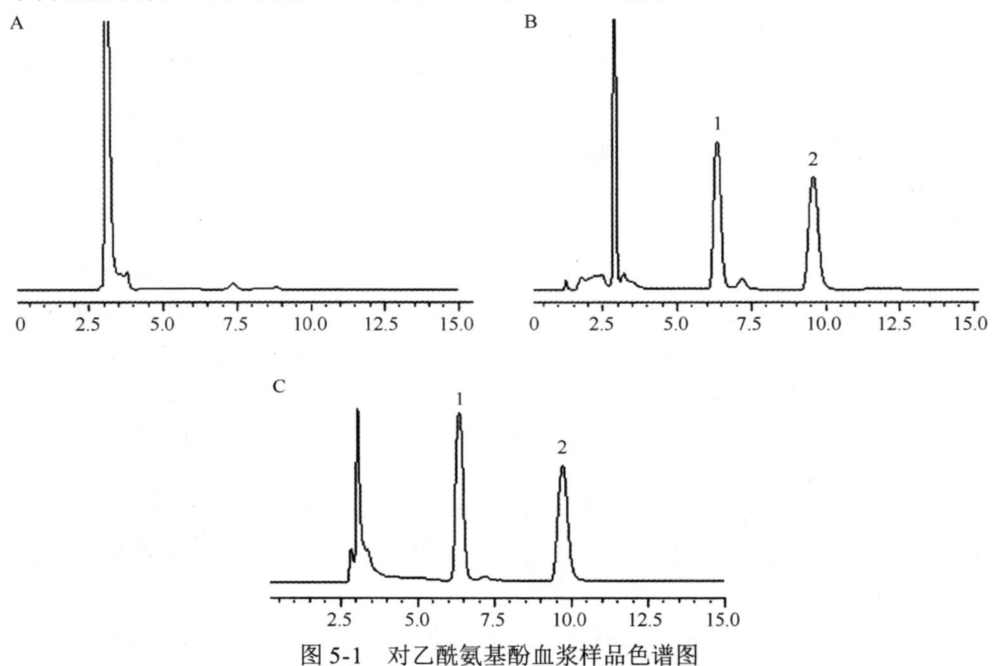

图 5-1 对乙酰氨基酚血浆样品色谱图

A. 空白血浆溶液；B. 血浆对照溶液；C. 血浆供试品溶液；
1. 对乙酰氨基酚（6.4 min）；2. 内标物茶碱（9.7min）

（2）线性与范围：精密吸取空白血浆 100μl 6 份，分别置于 2 ml EP 离心管中，分别精密加入对乙酰氨基酚 0.02mg/ml、0.10mg/ml、0.50mg/ml、1.00mg/ml、1.50mg/ml、2.00mg/ml 系列对照品溶液各 10μl，制成含有对乙酰氨基酚浓度为 2.0μg/ml、10.0μg/ml、50.0μg/ml、100.0μg/ml、150.0μg/ml、200.0μg/ml 的血浆对照样品，按照“3. 溶液的制备”项下“（4）小鼠血浆对照溶液的制备”，自“精密加入 10μl 茶碱内标溶液”开始进行操作，制备血浆对照溶液，按照“1. 色谱条件与系统适用性实验”进行测定，记录色谱图。分别记录对乙酰氨基酚峰面积（A_s）和内标峰面积（A_i），以 A_s 和 A_i 的比值（A_s/A_i）为纵坐标，对乙酰氨基酚的质量浓度（C，单位为 μg/ml）为横坐标，用加权最小二乘法进行回归运算，制作标准曲线，求得线性回归方程、相关系数 r、线性范围。

（3）精密度：精密吸取空白血浆 100μl 1 份，置于 2ml EP 离心管中，精密加入 10μl 对乙酰氨基酚对照品溶液（1.00mg/ml），涡旋混合 3min，制成含有对乙酰氨基酚浓度为100.0μg/ml的标准血浆溶液，按照“小鼠血浆对照溶液的制备”步骤（自“精密加入10μl茶碱内标溶液”开始）进行操作，制备样品溶液。如不能立即测定，应冰箱冷冻储藏（测定时需提前解冻）。将制备的样品溶液注入高效液相色谱仪分析，连续测定5次，记录色谱图，计算对乙酰氨基酚峰面积（A_s）和内标峰面积（A_i）的比值，计算RSD，应符合精密度要求。

（4）准确度：精密吸取空白血浆100μl 5份，置于2ml EP离心管中，分别精密加入10μl对乙酰氨基酚对照品溶液（1.00mg/ml），涡旋混合3min，制成含有对乙酰氨基酚浓度为100.0μg/ml的标准血浆溶液，按照“小鼠血浆对照溶液的制备”步骤（自“精密加入10μl茶碱内标溶液”开始）进行操作，制备样品溶液。如不能立即测定，应冰箱冷冻储藏（测定时需提前解冻）。将制备的样品溶液注入高效液相色谱仪分析，记录色谱图，将A_s/A_i代入标准曲线中，计算得到对乙酰氨基酚实测浓度，以相对回收率（实测浓度/添加浓度）表征准确度；计算RSD，应符合准确度要求。

5. 对乙酰氨基酚的药动学参数测定　健康雄性的SPF级昆明小鼠5只，体重18～22g，于实验前12h禁食不禁水。将1片对乙酰氨基酚溶于25 ml生理盐水中，配制浓度为20mg/ml的混悬液，按照200mg/kg灌胃给药，分别于给药后10min、30min、60min、90min、120min摘眼球取血。按照“（5）小鼠血浆供试品溶液的制备”方法进行操作，制备血浆供试品溶液，按照“1. 色谱条件与系统适用性实验”进行测定，记录色谱图。将A_s和A_i的比值（A_s/A_i）代入标准曲线中，计算得到血药浓度。以时间为横坐标，血药浓度为纵坐标，绘制药-时曲线（图5-2）。将动物种属、给药剂量、给药方式和测得的血药浓度等信息输入DAS2.1软件进行数据处理，拟合得到药动学模型和主要参数。

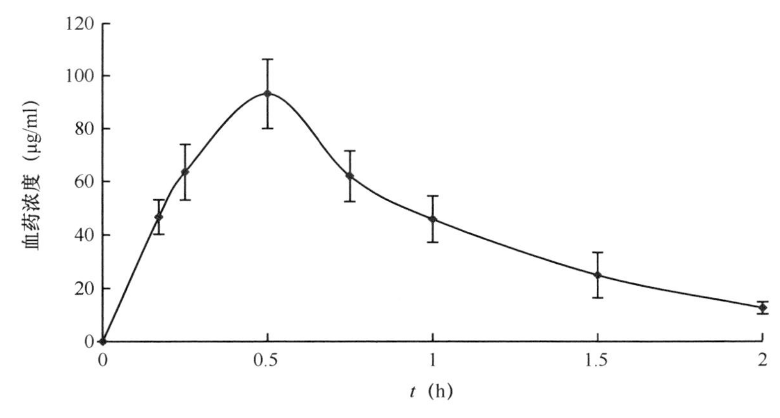

图5-2　对乙酰氨基酚的药-时曲线

【注意事项】

1. 药动学参数测定时，昆明小鼠需进行适应性饲养，于实验前12h禁食不禁水。本实验采用5只小鼠灌胃给药，不同时间摘眼球取血，测定血药浓度，进行动力学参数的拟合，该设计降低了取血难度但引入了误差，可由多个实验组的均值输入 DAS2.1 软件进行数据处理，拟合得到药动学模型和主要参数。

2. 摘眼球取血时需注意谨防小鼠咬伤。

3. 得到的血浆样品如不立即测定，可保存在−20℃冰箱内，测定时需从冰箱取出放至室温。

【思考题】

1. 简述血药浓度测定的基本操作程序。

2. 本实验中，采用什么方法去除了血浆中的蛋白质？

3. 简述加入内标物茶碱的作用及内标物的选择依据。

4. 谈谈你对兴奋剂丑闻的看法。兴奋剂检测的方法有哪些？

（张　屏）

实验三十五　紫外-可见分光光度法测定兔血浆中茶碱的浓度

【实验目的】

1. 掌握血浆样品的液液萃取前处理方法。

2. 掌握紫外-可见分光光度法测定血浆中茶碱含量的方法和步骤。

3. 熟悉血样的一般收集与保存方法。

【实验原理】 茶碱，化学名 1，3-二甲基-3，7-二氢-1H-嘌呤-2，6-二酮一水合物。本品为白色结晶性粉末；在乙醇或三氯甲烷中微溶，在水中极微溶解，在乙醚中几乎不溶；在氢氧化钾溶液或氨溶液中易溶。

1. 氨茶碱为茶碱与乙二胺复盐，药理作用主要来自茶碱，乙二胺使其水溶性增强。因此给药后主要监测的药效物质为茶碱；茶碱对呼吸道平滑肌有直接松弛作用，也能松弛肠道、胆管等多种平滑肌，对支气管黏膜的充血、水肿也有缓解作用。主要用于治疗支气管哮喘、喘息型支气管炎、阻塞性肺气肿等，可缓解喘息症状；也可用于心源性肺水肿引起的哮喘。

2. 氨茶碱在体内迅速降解成茶碱，茶碱治疗血药浓度较窄，临床上茶碱的有效血药浓度是 10～20μg/ml，低于 5μg/ml 则疗效差，高于 20μg/ml 易发生副作用，产生毒性反应，因此临床上需要对给予氨茶碱的患者进行治疗药物监测，合理化给药方案。

3. 血浆样品中的茶碱在 pH 5.0 的磷酸盐缓冲液中可被含有 5% 异丙醇的三氯甲烷定量提取，分取三氯甲烷液层后，用酸溶液进行反萃取，使样本进一步净化，在 265nm 处测定酸溶液中的茶碱的吸光度值，回归计算血浆中茶碱的标准曲线方程，并以此为定量分析的依据。

4. 紫外光谱法用于生物样品中药物定量分析，操作简便迅速；在生物样品中待测成分浓度较高的情况下可以考虑选择使用。

【实验设备、材料及试剂】

1. 设备 紫外-可见分光光度计、台式高速离心机、涡旋混合器、冰箱、分析天平等。

2. 材料 肝素抗凝管（5ml、10ml）、微量注射器、具塞玻璃离心管、微量移液器、容量瓶、量筒等。

3. 试剂 氨茶碱注射液（2ml ∶ 0.25g）、茶碱对照品、pH 5.0 磷酸盐缓冲液、乙醇、异丙醇、三氯甲烷、盐酸溶液（1mol/L）等。

4. 动物 家兔（体重约 3kg）。

【实验步骤】

1. 生物样品采集与保存 取体重约 3kg 的健康家兔，给药前禁食 8～12h，按 15mg/kg 剂量由耳缘静脉缓缓注射氨茶碱注射液（2ml ∶ 0.25g）于给药前和给药后 2min、5min、10min、20min、30min、45min、60min、90min、120min、180min、240min 取静脉血 1ml，置于肝素抗凝管中，缓缓转动试管，避免血液凝固，离心（3500r/min）10min 分离血浆。得到的血浆如不立即测定，保存在-20℃冰箱内待测。

2. 对照品溶液制备 取茶碱约 50mg，精密称定，置于 50ml 容量瓶中，加水溶解后稀释成每 1ml 约含有茶碱 1mg 的标准储备液，摇匀待用。精密量取标准储备液适量，用水稀释成浓度为 10μg/ml、20μg/ml、40μg/ml、80μg/ml、160μg/ml、320μg/ml、500μg/ml、640μg/ml 的系列标准溶液。以上溶液均在 4℃条件下冷藏。

3. 血浆样品前处理 取血浆样品 0.5ml 置于 10ml 具塞玻璃离心管中（冷冻血浆样品需在 37℃水浴下解冻），依次加入 pH 5.0 的磷酸盐缓冲液 0.5ml，含有 5% 异丙醇的三氯甲烷液 7.0m1，涡旋混合 10min，然后离心（3500r/min）10min，弃去上层水相［若存在乳化现象，弃去水相后，加 2～3 滴乙醇，摇匀，继续离心（3500r/min）10min］，定量吸取有机相 5.0ml 置另一 10ml 具塞玻璃离心管中，准确加盐酸溶液（1mol/L）4.0ml，涡旋混合 5min，离心（3500r/min）10min，取上层盐酸溶液于 265nm 处测定吸光度值，并按上述步骤对 0.5ml 的空白血浆进行相同前处理，得到的盐酸液作为空白对照。

4. 方法学确证

（1）特异性评价：对空白血浆进行上述样品预处理，并同时对 0.5ml 水进行相同前处理作为空白对照，测定 265nm 处空白血浆吸光度值，如没有紫外吸收，则证明空白血浆经过提取后对茶碱测定不造成干扰；如果有吸光度值，则同时处理 2 份空白血浆样品，1 份为参比，1 份为样品，测定 265nm 处空白血浆吸光度值，没有紫外吸收则证明以空白血浆提取后的样品为空白对照可以有效地排除血浆对茶碱测定的干扰。

（2）血浆标准曲线的制备：取空白血浆 0.45m1 分别置于 10ml 具塞玻璃离心管中，精密加入茶碱 10μg/ml、20μg/ml、40μg/ml、80μg/ml、160μg/ml、320μg/ml、640μg/ml 的系列标准溶液 0.05ml，涡旋混合，制成茶碱浓度为 1μg/ml、2μg/ml、4μg/ml、8μg/ml、16μg/ml、32μg/ml、64μg/ml 的标准血浆溶液，按照“血浆样品前处理”步骤进行操作，测定各标准血浆溶液的吸光度值，以茶碱血浆浓度为横坐标，以相应的吸光度为纵坐标绘制标准曲线，计算回归方程。

（3）准确度、精密度和最低定量限：取空白血浆 0.45ml 分别置于 10ml 具塞玻璃离心管中，精密加入茶碱 10μg/ml、20μg/ml、80μg/ml、500μg/ml 的标准溶液 0.05ml，涡旋混合，制成茶碱浓度为 1μg/ml、2μg/ml、8μg/ml、50μg/ml 的最低定量限及低、中、高三个浓度的质量控制血浆样品，每个浓度制备 5 份血浆样品，按照“血浆样品前处理”步骤进行操作，测定各标准血浆溶液的吸光度值；将吸光度值代入茶碱血浆标准曲线中，计算得到茶碱实测浓度，以实测浓度和添加浓度的相对回收率表征准确度；计算每个浓度 5 次样本分析的实测浓度的相对标准偏差表征精密度。

（4）绝对回收率：按照“准确度、精密度和最低定量限”项下低、中、高三个浓度质控样品制备方法各制备 5 份标准血浆样品，茶碱血浆浓度分别为 2μg/ml、8μg/ml、50μg/ml；按照“血浆样品前处理”步骤进行操作，测定各标准血浆溶液的吸光度值。按上述配制及测定方法，取水 0.45ml 加入相应浓度的茶碱标准溶液 0.05m1，配成 2μg/ml、8μg/ml、50μg/ml 茶碱浓度的水溶液，按照“血浆样品前处理”步骤进行操作，以盐酸溶液（1mol/L）为空白，测定各标准水溶液的吸光度值。以相同浓度下血浆溶液吸光度值比上水溶液吸光度值，计算绝对回收率。

5. 茶碱血药浓度测定 将取得的兔血浆按照“血浆样品前处理”步骤进行操作，测定样品吸光度值，代入茶碱血浆标准曲线中求得血药浓度。

【注意事项】

1. 生物样品液液萃取一般是在小体积的玻璃离心管或者聚四氟乙烯离心管内进行，采用涡旋混合器对样品进行涡旋混合，分层主要采用离心机进行离心分层。

2. 分取三氯甲烷液时应先用滴管吸取上层水相，弃之，然后用定量吸取三氯甲烷液置于另一洁净玻璃离心管中；第二次萃取加入的盐酸需要准确定量加入。

3. 测定吸光度时的空白参比与样品应具有相同的生物基质，这样可以扣除空白血浆带来的吸光度干扰，提高检测的特异性和灵敏度。

【思考题】

1. 液液萃取步骤中，三氯甲烷层的分取及盐酸溶液的加入体积如果不准确，会对定量分析带来什么影响？

2. 采用紫外-可见分光光度法测定生物样品中药物含量有哪些需要注意的问题？

（张　屏）

实验三十六 气相色谱法测定血浆中单硝酸异山梨酯的浓度

【实验目的】

1. 掌握单硝酸异山梨酯血浆样品的处理过程和分析测定方法。

2. 熟悉气相色谱法用于血浆样品分析测定的方法学验证。

3. 了解气相色谱仪电子捕获检测器分析的特点。

【实验原理】 单硝酸异山梨酯为血管扩张药，化学名1，4：3，6-二脱水-*D*-山梨醇-5-单硝酸酯。白色或类白色结晶性粉末，有微臭，在丙酮、甲醇、乙醇或稀盐酸中易溶，在三氯甲烷中溶解，在水、氢氧化钠溶液中略溶。选择结构类似物硝酸异山梨酯为内标，化学名1，4：3，6-二脱水-*D*-山梨醇二硝酸酯。采用气相色谱法测定其血药浓度，见附5-1。

【实验设备、材料及试剂】

1. 设备 气相色谱仪-电子捕获检测器、交联聚甲基硅氧烷为固定相的熔融石英毛细管柱、分析天平、离心机、超声仪、涡旋混合器、氮吹仪、恒温水浴箱等。

2. 材料 肝素抗凝管、微量注射器、具塞离心管、微量移液器、量瓶、量筒等。

3. 试剂 单硝酸异山梨酯片（规格：40mg/片）、单硝酸异山梨酯对照品、硝酸异山梨酯对照品、磷酸二氢钾、氢氧化钠、乙酸乙酯、无水乙醇、pH 10磷酸盐缓冲液、甲醇等。

【实验步骤】

1. 色谱条件与系统适用性实验 用交联聚甲基硅氧烷为固定相的熔融石英毛细管柱；高纯氮气为载气，电子捕获检测器；柱前压力9psi（1psi≈6.895kPa），载气线流速1.5ml/min；分流进样，分流比为40；气化室温度为200℃；程序升温：155℃稳定10min，以50℃/min速度升至240℃（3min），电子捕获检测器温度为250℃；尾吹流速20ml/min。取空白血浆样品和“标准曲线”项下的标准血浆样品（200ng/ml）分别测定，单硝酸异山梨酯与硝酸异山梨酯的分离度应符合规定，理论塔板数按单硝酸异山梨酯峰计算应不低于5000；空白血浆样品色谱中，在单硝酸异山梨酯与硝酸异山梨酯位置应没有干扰峰。

2. 生物样品采集与保存 受试者隔夜、禁食10h，于实验当日晨单次空腹口服单硝酸异山梨酯普通片，剂量为40mg，200ml温开水送服。实验2h后可适量饮水，4h后进清淡（低脂）午餐。在给药前（0小时）及给药后0.5h、1.0h、1.5h、2.0h、3.0h、5.0h、8.0h、12h、16h和24h分别抽取肘静脉血3ml，置肝素抗凝管中，混匀，离心（3500r/min）10min，分离血浆，于−20℃冷冻保存、待测。

3. 对照品溶液制备

（1）单硝酸异山梨酯标准溶液：精密称取单硝酸异山梨酯对照品适量，用无水乙醇溶解，并定量稀释制成每1ml含100μg的标准储备液，精密量取单硝酸异山梨酯标准储备液适量，用无水乙醇稀释制成浓度分别为0.1μg/ml、0.2μg/ml、0.5μg/ml、1.0μg/ml、2.0μg/ml、4.0μg/ml、5.0μg/ml和6.0μg/ml的单硝酸异山梨酯标准系列溶液。以上溶液均在4℃条件下冷藏。

（2）硝酸异山梨酯内标溶液：精密称取硝酸异山梨酯对照品适量，用甲醇溶解，并定量稀释制成每1ml含100μg的内标储备液。精密量取内标储备液0.1ml，置100ml容量瓶中，加乙酸乙酯稀释制成浓度为0.1μg/ml的内标溶液。

4. 血浆样品前处理 取冷冻的血浆样品，在37℃水浴中解冻，精密吸取0.5ml，置10ml具塞离心管中，精密加入硝酸异山梨酯内标标准溶液10μl，加pH 10的磷酸盐缓冲液0.1ml，精密加入空白无水乙醇50μl（如果是质控样品，替换为50μl相应浓度的系列对照品溶液）。混合均匀后，加乙酸乙酯5.0ml，涡旋3min，离心（3500r/min）10min，分取乙酸乙酯溶液4.0ml，于40℃水浴中氮气流吹干，残留物用50μl乙酸乙酯涡旋溶解，离心，取上清液3μl进样。

5. 方法学确证

（1）血浆标准曲线的制备：取空白血浆0.5ml，分别置10ml具塞离心管中，分别加入单硝酸异山梨酯标准系列溶液50μl，配制成相当于单硝酸异山梨酯浓度10.0ng/ml、20.0ng/ml、50.0ng/ml、100ng/ml、200ng/ml、400ng/ml、500ng/ml和600ng/ml标准系列血浆样品。按“血浆样品前处理”项下，自“精密加入硝酸异山梨酯内标标准溶液10μl”起，同法处理，进样3μl，记录色谱图。以单硝酸异山梨酯血浆浓度为横坐标，单硝酸异山梨酯与内标的峰面积比值为纵坐标，用加权最小二乘法进行回归运算，求得的直线回归方程即为标准曲线。

（2）精密度、准确度和最低定量限：取空白血浆0.5ml，按“血浆标准曲线的制备”项下的方法制成最低定量限、低、中、高三个浓度（单硝酸异山梨酯浓度分别10ng/ml、20ng/ml、100ng/ml和500ng/ml）的质量控制样品，每一浓度进行5个样本分析，根据标准曲线，计算质控样品中单硝酸异山梨酯的实测浓度。以实测浓度和添加浓度的相对回收率表征准确度；计算每个浓度5次样本分析的实测浓度的相对标准偏差表征精密度。

（3）提取回收率：精密吸取空白血浆0.5ml，按“血浆标准曲线的制备”项下方法制备低、中、高3个浓度（单硝酸异山梨酯血浆浓度分别为20ng/ml、100ng/ml和500ng/ml）的质控样品，每一浓度进行5个样本分析。同时，另取空白血浆0.5ml，除不加单硝酸异山梨酯标准溶液和内标外，其他按“血浆样品前处理”项下的方法操作，向获得的上清液中加入相应浓度的单酸异山梨酯标准溶液50μl和内标溶液10μl，漩涡混合，40℃水浴氮气流下吹干，残留物加50μl乙酸乙酯溶解后进样分析，获得相应峰面积（3次测定的平均值）。以每一浓度两种处理方法的峰面积比值计算提取回收率。

6. 单硝酸异山梨酯血药浓度测定 取含药血浆样品处理后的供试液3μl，注入气相色谱仪，记录色谱图，按内标法，用标准曲线计算即得。

【注意事项】

1. 氮气吹干时应注意控制气流大小，太大会导致液体溅出，太小又影响干燥速度；另外应注意避免把氮气出口深入液面以下造成交叉污染。溶剂蒸发所用的试管，底部应为尖锥形，这样可使最后数微升溶剂集中在管尖，既起到富集作用，又便于吸取。

2. 在萃取溶剂挥干后，复溶残渣时，常会出现浑浊（脂肪类物质）。此时，应离心后取上清液进样，以保护色谱柱。

3. 液液萃取法处理生物样品时易产生乳化问题，解决措施：①轻缓振摇；②萃取剂水中加入少量 NaCl；③轻微乳化时，离心使分开；④乳化严重时，置低温冰箱使水相快速冻凝，破坏乳化层，再融化后离心。

【思考题】

1. 在样品前处理步骤中需要在血浆样品中加入 pH 10 的磷酸盐缓冲液，作用是什么？

2. 为何选用气相色谱-电子捕获检测的方法对血浆样品中单硝酸异山梨酯进行测定？有哪些特点？

3. 文献报道单硝酸异山梨酯血浆样品处理及测定还有哪些方法？各有什么特点？

附 5-1

气相色谱-电子捕获检测器简介 气相色谱-电子捕获检测器是一种放射源 Ni_{63} 或氚放射源的离子化检测器，当载气（如 N_2）通过检测器时，受放射源发射出 β 射线的激发与电离，产生出一定数量的电子和正离子，在一定强度的电场作用下形成一个背景电流，在此情况下，如载气中含有电负性强的化合物（如四氯化碳），这种电负性强的物质就会捕捉电子，产生如下反应

$$AB+e \longrightarrow (AB)^{-} \text{ 或 } AB+e \longrightarrow A^{-}+B$$

反应结果使检测室中的背景电流（基流）减小，减小的程度与样品在载气中的浓度成正比关系。电子捕获检测器只对具有电负性的物质，如含有卤素、硫、磷、氮的物质有响应，且电负性越强，检测器灵敏度越高。电子捕获检测器是浓度型检测器，其线性范围较窄，因此在定量分析时应特别注意。

单硝酸异山梨酯属于极性较大的化合物，进行检测时应选择强极性的石英毛细管色谱柱，如 DB-35 型色谱柱。

单硝酸异山梨酯和内标硝酸异山梨酯在高温下不稳定，因此在血浆样品提取时，应控制水浴温度并尽量缩短加热时间。

（孙丽君）

实验三十七　高效液相色谱-质谱联用法测定血浆中氨氯地平的含量

【实验目的】

1. 掌握血浆中氨氯地平的处理方法。

2. 熟悉基质效应方法学评价的操作步骤。

3. 了解高效液相色谱-质谱联用仪器的操作步骤。

【实验原理】 苯磺酸氨氯地平，化学名3-乙基-5-甲基-2-(2-氨乙氧甲基)-4-(2-氯苯基)-1，4-二氢-6-甲基-3，5-吡啶二羧酸酯苯磺酸盐。白色至类白色粉末，溶于甲醇和二氯甲烷，不溶于水。选择结构类似物尼莫地平为内标，化学名2，6-二甲基-4（3-硝基苯基）-1，4-二氢-3，5-吡啶二甲酸-2-甲氧乙基-(1-甲乙基）酯。采用高效液相色谱-质谱联用法测定血浆中含量，详见附5-2。

【实验设备、材料及试剂】

1. 设备 高效液相色谱-三重四极杆质谱联用仪、C_{18}色谱柱、分析天平、超声仪、恒温水浴箱、涡旋混合器、氮吹仪等。

2. 材料 肝素抗凝管、离心管、微量移液器、容量瓶、移液管、量筒等。

3. 试剂 苯磺酸氨氯地平片（规格：5mg/片）、苯磺酸氨氯地平对照品、尼莫地平对照品、乙酸乙酯、氢氧化钠溶液（0.75mol/L）、0.2%醋酸铵、冰醋酸、甲醇、水等。

【实验步骤】

1. 生物样品采集与保存 健康受试志愿者隔夜、禁食10h，于实验当日晨单次空腹口服苯磺酸氨氯地平片5mg，200ml温开水送服。实验2h后可适量饮水，4h后进统一清淡（低脂）午餐。在给药前（0小时）及给药后1.0h、2.0h、4.0h、5.0h、6.0h、7.0h、9.0h、12.0h、24.0h、48.0h、72.0h、96.0h和144.0h分别抽取肘静脉血3ml，置肝素抗凝管中，混匀，离心（3500r/min）10min，分离血浆，于−20℃冷冻保存、待测。

2. 对照品溶液制备

（1）苯磺酸氨氯地平标准溶液：精密称取苯磺酸氨氯地平对照品10mg，置100ml容量瓶中，用甲醇溶解，并稀释制成每1ml含100μg的标准储备液，精密量取苯磺酸氨氯地平标准储备液适量，以甲醇为溶剂，稀释配制成标准储备液浓度分别为0.5ng/ml、1.0ng/ml、2.0ng/ml、5.0ng/ml、10.0ng/ml、20.0ng/ml、50.0ng/ml、80.0ng/ml、120.0ng/ml、160.0ng/ml和200.0ng/ml的苯磺酸氨氯地平标准溶液。

（2）尼莫地平内标溶液：精密称取尼莫地平适量，以甲醇为溶剂溶解，定量配制成浓度为60.0ng/ml的溶液，作为内标溶液。以上样品配制过程需避光操作，所配制溶液均在4℃条件下冷藏。

3. 血浆样品前处理 精密量取血浆样品0.5ml，置10ml的离心管中，精密加入内标溶液 50μ1，精密加入空白甲醇 50μ1（如果是质控样品，替换为 50μl 相应浓度的系列对照品溶液），加氢氧化钠溶液（0.75mol/L）0.1ml 碱化，涡旋混匀 30s 后，加乙酸乙酯 5ml，涡旋混匀 5min，3500r/min 离心 10min，分取上清液 4ml，30℃水浴中以氮气吹干，残留物以 100μl 溶液（甲醇∶0.2% 醋酸铵-0.1% 冰醋酸溶液=85∶15）涡旋溶解，经 16 000r/min 离心 5min，取上清液 10μl 进行高效液相色谱-串联质谱（HPLC-MS/MS）分析，按内标标准曲线法计算血浆样品中苯磺酸氨氯地平的浓度。

4. 方法学确证

（1）特异性评价：对 6 份不同志愿者空白血浆进行上述样品预处理，分别进行 HPLC-MS/MS 分析，判断血浆对样品测定有无干扰。

（2）血浆标准曲线的制备：精密量取“苯磺酸氨氯地平标准溶液”项下各标准储备液 50μl，分别置 10ml 离心管中，另分别精密加入内标储备液 50μl，再精密加入空白血浆 0.5ml，配制成苯磺酸氨氯地平浓度分别为 0.05ng/ml、0.10ng/ml、0.20ng/ml、0.50ng/ml、1.00ng/ml、2.00ng/ml、5.00ng/ml、12.00ng/ml 和 20.00ng/ml 的血浆样本，按上述“血浆样品前处理”，自“加氢氧化钠溶液（0.75mol/L）0.1ml 碱化”起，依法操作，并进行色谱分析，记录苯磺酸氨氯地平色谱峰面积（A_s）与内标色谱峰面积（A_r）以峰面积比 R（$R=A_s/A_r$）对浓度（C，单位为 ng/ml）进行回归分析。

（3）准确度、精密度和最低定量限：按“血浆标准曲线的制备”项下方法配制最低定量限、低、中、高四个浓度（0.05ng/ml、0.10ng/ml、2.00ng/ml 和 16.00ng/ml）血浆样本各 5 份。按上述“血浆样品前处理”同样操作，并同时进行 HPLC-MS/MS 分析测定，计算批内批间精密度和准确度。

（4）提取回收率和基质效应：按“血浆标准曲线的制备”项下方法配制 0.10ng/ml、2.00ng/ml 和 16.00ng/ml 的低、中、高三种不同血药浓度的血浆样本各 5 份。按上述“血浆样品处理方法”同样操作，进行 HPLC-MS/MS 分析，测定苯磺酸氨氯地平与内标的色谱峰面积（A_{S1} 与 A_{r1}）。取空白血浆样本 0.5ml，按上述“血浆样品处理方法”同样操作，所得残渣用 100μl 溶液配制的对照品溶解，制得苯磺酸氨氯地平浓度为 0.4ng/ml、8ng/ml、64ng/ml，内标浓度为 24ng/ml 的空白样品提取后添加溶液，进行 HPLC-MS/MS 分析，测定苯磺酸氨氯地平与内标的色谱峰面积（A_{s2} 与 A_{r2}）。同法测定直接配制的等量对照液（A_{s3} 与 A_{r3}）比较计算，其中 A_{s1}/A_{s2} 为提取回收率，A_{s2}/A_{s3} 为基质效应，内标同法求算。

5. 苯硫酸氨氯地平血药浓度测定

（1）色谱条件：C_{18} 色谱柱；甲醇（A 相）、缓冲液（B 相，含 0.2% 醋酸铵和 0.1% 冰醋酸）梯度洗脱：0min（65%A）—1.0min（65%A）—2.0min（85%A）—5.0min（85%A）—5.1min（65%A）—7.0min（65%A）；流速 1.0ml/min，柱温 30℃。

质谱条件：大气压化学离子化正离子 SRM 检测，电流 5.0A，雾化温度 350℃，雾化气压 19psi，辅助气压力 4psi，毛细管温度 350℃，碰撞气氩气压力 1.1mTorr

（1Torr ≈133.322Pa），碰撞能量20eV；苯磺酸氨氯地平选择性反应检测离子[M+H]$^+$ m/z409，20→238.10；内标尼莫地平选择性反应检测离子[M+H]$^+$ m/z 419.20→343.10。理论塔板数按氨氯地平峰计算应不低于3000；空白血浆样品色谱中，在氨氯地平与内标尼莫地平位置应没有干扰峰。

（2）测定法：取含药血浆样品，按照“血浆样品前处理”步骤操作，进样分析，记录色谱图，按内标法，用标准曲线计算即得。

【注意事项】

1. 由于吡啶类药物遇光不稳定，因此本实验从储备液的配制到样品处理及供试液的保存需全程避光。在样品配制时应采用棕色容量瓶，应在红色或黄色发光的光源照明的暗室条件下进行血浆样品前处理工作；同时在方法学验证的稳定性考察项下，重点关注对照品溶液及血浆样品在此条件下的稳定性。

2. 采用HPLC-MS/MS进行生物样品分析，灵敏度较高，也较容易受到样品残留、离子干扰等其他问题影响，因此前处理过程应该特别注意，防止带入干扰成分。

3. 质谱条件中的雾化气、干燥气、喷雾电压等参数均会影响待测组分的离子化，从而导致定量准确度的缺失，因此除了采用内标跟踪待测组分的色谱-质谱行为之外，还应该时刻注意仪器各项参数的稳定。

4. 生物样品的分析应注意避免交叉污染导致浓度测定的不准确，具体方法：①样品处理时按低浓度到高浓度的顺序进行；②样品处理时需要用到的对照品溶液、内标溶液、沉淀剂、提取溶剂、复溶流动相等液体试剂，应避免从大瓶直接取用，应小批量取用；③移液器的吸头应做到“一用一弃”，移液操作时吸头应垂直悬空于离心管上方，避免触碰离心管内壁；④注意考察自动进样器连续进样时在进样针上的残留，特别是液质联用技术，由于灵敏度非常高，残留很多时候不可避免，实验中一旦发现残留超过相关法规可接受程度，应采取一定的措施。

【思考题】

1. 为什么体内药物的定量分析大多采用内标法计算测定？内标选择的原则是什么？

2. 在处理苯磺酸氨氯地平血浆样品时，为什么要采用氢氧化钠溶液碱化后提取？

3. 何为基质效应？基质效应与提取回收率在计算上有何联系？

附 5-2

1. 高效液相色谱-质谱联用技术介绍 高效液相色谱-质谱的联用始于20世纪70年代，20世纪90年代以来，由于大气压电离的成功应用及质谱本身的发展，高效液相色谱与质谱的联用，特别是与串联质谱（MS/MS）的联用得到了极大的重视和发展。高效液相色谱与高选择性、高灵敏度的MS/MS结合，可对复杂样品进行实时分析，即使在高效液相色谱难分离的情况下，只要通过MS1及MS2对目标化合物进行碎片扫描，则可发现并突出混合物中的目标化合物，显著提高信噪比。高效液相色谱-质谱联用是通过一个“接口”来实现的。目前最成熟的接口技术主要为电喷雾电离和大气压化学电离。

（1）电喷雾电离（ESI）：溶液中的样品流出毛细管喷口后，在雾化气（N_2）和强电场（3～6kV）作用下，溶液迅速雾化并产生高电荷液滴。随着液滴的挥发，电场增强，离子向液滴表面移动并从表面挥发，产生单电荷或多电荷离子。通常小分子得 $[M+H]^+$ 或 $[M-H]^-$ 单电荷离子，生物大分子产生多电荷离子，由于质谱仪测量的是质荷比（m/z），可测定的生物大分子的质量数高达几十万。

（2）大气压化学电离（APCI）：溶液中的样品流出毛细管后仍由氮气流雾化到加热管中被挥发，在加热管端的电晕尖端放电电极（最初利用同位素 Ni 的电子放射）使溶剂分子形成反应气等离子体。样品分子与等离子体通过氢质子交换被电离，形成 $[M+H]^+$ 或 $[M-H]^-$，并进入质谱仪。APCI 只产生单电荷峰，适合测定弱极性的小分子化合物。另外，它适应高流量的梯度洗脱，高低水溶液变换的流动相。通过调节离子源电压，可以得到不同断裂的质谱图。

2. 基于质谱分析的基质效应 只有在离子源内发生离子化的物质才可能被质谱仪的质分析器检测到，离子化过程在质谱分析中显得尤为重要。生物样品中残存的基质和待测组分在柱后共流出，造成了待测组分离子化效率的改变，引起离子增强或者抑制，这就是基质效应。基质效应在不同种类的动物或者同一种动物不同个体间的表现均有所不同。在实验中采用与基质一致的成分配制标准曲线和质控样品，减小其与真实样品间的差异，同时通过一系列的方法评价基质效应的大小，尽可能地通过色谱方法的优化以减小基质效应对定量带来的影响，保证体内药物分析的准确度和精密度。将空白生物样品进行前处理提取后，添加标准品进样 HPLC-MS/MS 分析，所测得峰面积与相应浓度的标准品进样后的峰面积进行比较，结果大于 1 则说明存在离子增强，小于 1 则是离子抑制，结果在 0.85～1.15 可以认为基质效应影响可以忽略。一般应采用 5 个不同个体的空白生物基质去评价基质效应的大小，所得结果的平均值称为提取基质效应，而 5 个结果之间的精密度以 RSD 表示，称为相对基质效应，提取回收率的计算应该不包括基质效应的影响。

3. 高效液相色谱-质谱联用技术中对色谱条件的要求 根据化合物的类型选择流动相的组成，一般选择醇-水、乙腈-水或甲醇-乙腈-水，有时为了获得更好的离子化效率，也会加入一些低浓度挥发性电解质，如甲酸，乙酸，氨水等。

（1）水相的选择：水作为溶剂由于表面张力高，在形成泰勒（Taylor）锥时所需的起始电压高，可能导致放电，影响离子化效果；而且，大量的水在去溶剂时会大量吸收热量，使得脱溶剂变得困难，从而降低离子化效率。因此，在实际操作中要优先使用较高比例有机相的溶液作为流动相。由于 APCI 的离子化过程对流动相的组成依赖较小，而且 APCI 对喷雾气体进行了加热，所以 APCI 中可采用组成较为简单的，含水相较多的流动相。

（2）有机相的选择：有机相有利于离子化效率的提高，因此有机相高一些好。

一般正离子方式有机相用甲醇，负离子方式用乙腈好一些。

（3）缓冲盐的选择：须使用挥发性缓冲剂如醋酸铵、甲酸铵、甲酸、乙酸、氨水等，为获得更好的离子化效率，这些挥发性电解质的浓度应该尽可能低。

（4）pH 的选择：离子化程度主要与待测组分的 pH 和流动相的 pH 有关，待测组分在流动相中成为离子状态，可以提高生成气相离子效率以提高检测灵敏度。此外，在调整流动相的 pH 时必须考虑色谱柱能够接受的 pH 范围，如最常用的普通 C_{18} 柱的 pH 适用范围是 2～8。

（5）流动相梯度的设定：由于梯度变化太快对离子化效率影响很大，因此在定量分析时，应该尽量保证在待测组分出峰时流动相组成停止变化或变化很小；在恒定比例流动相能满足分离分析要求时，尽量不用梯度。

（6）流动相的流速和色谱柱的选择：无论是有气动辅助的 ESI 还是 APCI，均在较小的流量下可获得较好的离子化效率。因此，在条件允许的情况下，尽量选择柱内径小的色谱柱。

（莎日娜）

参考文献

柴逸峰, 邸欣, 2016. 分析化学 [M]. 第 8 版. 北京: 人民卫生出版社.
陈敏, 2015. 药物分析实验教程 [M]. 北京: 科学出版社.
范国荣, 2016. 药物分析实验指导 [M]. 第二版. 北京: 人民卫生出版社.
国家药典委员会, 2020. 中华人民共和国药典（2020 年版）[S]. 北京: 中国医药科技出版社.
杭太俊, 2016. 药物分析 [M]. 第 8 版. 北京: 人民卫生出版社.
宋敏, 2020. 药物分析实验与指导 [M]. 第 4 版. 北京: 中国医药科技出版社.
孙立新, 2022. 药物分析实验 [M]. 北京: 中国医药科技出版社.
曾苏, 王胜浩, 杨波, 2009. 手性药理学与手性药物分析 [M]. 北京: 科学出版社.
赵云丽, 2019. 体内药物分析 [M]. 第 4 版. 北京: 中国医药科技出版社.
中国食品药品检定研究院, 2019. 药品检验仪器操作规程及使用指南 [M]. 北京: 中国医药科技出版社.
中国食品药品检定研究院, 2019. 中国药品检验标准操作规程 [M]. 北京: 中国医药科技出版社.

附　录

附录一　分析方法验证指导原则

（《中国药典》2020 年版四部指导原则 9101）

分析方法验证（analytical method validation）的目的是证明建立的方法适合于相应检测要求。在建立药品质量标准、变更药品生产工艺或制剂组分、修订原分析方法时，需对分析方法进行验证。生物制品质量控制中采用的方法包括理化分析方法和生物学测定方法，其中理化分析方法的验证原则与化学药品基本相同，所以可参照本指导原则进行，但在进行具体验证时还需要结合生物制品的特点考虑；相对于理化分析方法而言，生物学测定方法存在更多的影响因素，因此本指导原则不涉及生物学测定方法验证的内容。

验证的分析项目有：鉴别试验、杂质测定（限度或定量分析）、含量测定（包括特性参数和含量 / 效价测定，其中特性参数如：药物溶出度、释放度等）。

验证的指标有：专属性、准确度、精密度（包括重复性、中间精密度和重现性）、检测限、定量限、线性、范围和耐用性。在分析方法验证中，须用标准物质进行试验。由于分析方法具有各自的特点，并随分析对象而变化，因此需要视具体情况拟订验证的指标。附表 1-1 中列出的分析项目和相应的验证指标可供参考。

附表 1-1　检验项目和验证指标

指标＼项目	鉴别	杂质测定		含量测定 - 特性参数 - 含量或效价测定
		定量	限度	
专属性①	+	+	+	+
准确度	-	+	-	+
精密度				
重复性	-	+	-	+
中间精密度	-	+②	-	+②
检测限	-	-③	+	-
定量限	-	+	-	-
线性	-	+	-	+
范围	-	+	-	+
耐用性	+	+	+	+

注：①如一种方法不够专属，可用其他分析方法予以补充；②已有重现性验证，不需验证中间精密度；③视具体情况予以验证。

方法验证内容如下。

一、专属性

专属性系指在其他成分（如杂质、降解产物、辅料等）可能存在下，采用的分析方法能正确测定出被测物的能力。鉴别反应、杂质检查和含量测定方法，均应考察其专属性。如方法专属性不强，应采用一种或多种不同原理的方法予以补充。

1. 鉴别反应　应能区分可能共存的物质或结构相似的化合物。不含被测成分的供试品，以及结构相似或组分中的有关化合物，应均呈阴性反应。

2. 含量测定和杂质测定　采用的色谱法和其他分离方法，应附代表性图谱，以说明方法的专属性，并应标明各成分在图中的位置，色谱法中的分离度应符合要求。

在杂质对照品可获得的情况下，对于含量测定，试样中可加入杂质或辅料，考察测定结果是否受干扰，并可与未加杂质或辅料的试样比较测定结果。对于杂质检查，也可向试样中加入一定量的杂质，考察杂质之间能否得到分离。

在杂质或降解产物不能获得的情况下，可将含有杂质或降解产物的试样进行测定，与另一个经验证的方法或药典方法比较结果。也可用强光照射、高温、高湿、酸（碱）水解或氧化的方法进行强制破坏，以研究可能的降解产物和降解途径对含量测定和杂质测定的影响。含量测定方法应比对两种方法的结果，杂质检查应比对检出的杂质个数，必要时可采用光电二极管阵列检测和质谱检测，进行峰纯度检查。

二、准确度

准确度系指用所建立方法测定的结果与真实值或参比值接近的程度，一般用回收率（%）表示。准确度应在规定的线性范围内试验。准确度也可由所测定的精密度、线性和专属性推算出来。

在规定范围内，取同一浓度（相当于100%浓度水平）的供试品，用至少6份样品的测定结果进行评价；或设计至少3种不同浓度，每种浓度分别制备至少3份供试品溶液进行测定，用至少9份样品的测定结果进行评价，且浓度的设定应考虑样品的浓度范围。两种方法的选定应考虑分析的目的和样品的浓度范围。

1. 化学药含量测定方法的准确度　原料药可用已知纯度的对照品或供试品进行测定，或用所测定结果与已知准确度的另一个方法测定的结果进行比较。制剂可在处方量空白辅料中，加入已知量被测物对照品进行测定。如不能得到制剂辅料的全部组分，可向待测制剂中加入已知量的被测物进行测定，或用所建立方法的测定结果与已知准确度的另一个方法测定结果进行比较。

2. 化学药杂质定量测定的准确度　可向原料药或制剂中加入已知量杂质对照品进行测定。如不能得到杂质对照品，可用所建立的方法与另一成熟方法（如药典标准方法或经过验证的方法）的测定结果进行比较。

3. 中药化学成分测定方法的准确度　可用已知纯度的对照品进行加样回收率

测定，即向已知被测成分含量的供试品中再精密加入一定量的已知纯度的被测成分对照品，依法测定。用实测值与供试品中含有量之差，除以加入对照品量计算回收率。在加样回收试验中须注意对照品的加入量与供试品中被测成分含有量之和必须在标准曲线线性范围之内；加入的对照品的量要适当，过小则引起较大的相对误差，过大则干扰成分相对减少，真实性差。

4. 数据要求 对于化学药应报告已知加入量的回收率（%），或测定结果平均值与真实值之差及其相对标准偏差或置信区间（置信度一般为 95%）；对于中药应报告供试品取样量、供试品中含有量、对照品加入量、测定结果和回收率（%）计算值，以及回收率（%）的相对标准偏差（RSD%）或置信区间。样品中待测定成分含量和回收率限度关系可参考附表 1-2。在基质复杂、组分含量低于 0.01% 及多成分等分析中，回收率限度可适当放宽。

附表 1-2 样品中待测定成分含量和回收率限度

待测定成分含量			待测定成分质量分数（g/g）	回收率限度（%）
（%）	（ppm 或 ppb）	（mg/g 或 μg/g）		
100	—	1000mg/g	1.0	98 ~ 101
10	100000ppm	100mg/g	0.1	95 ~ 102
1	10000ppm	10mg/g	0.01	92 ~ 105
0.1	1000ppm	1mg/g	0.001	90 ~ 108
0.01	100ppm	100μg/g	0.0001	85 ~ 110
0.001	10ppm	10μg/g	0.00001	80 ~ 115
0.0001	1ppm	1μg/g	0.000001	75 ~ 120
	10ppb	0.01μg/g	0.00000001	70 ~ 125

注：此表源自 AOAC *Guidelines for Single Laboratory Validation of Chemical Methods for Dietary Supplements and Botanicals*。

三、精密度

精密度系指在规定的测定条件下，同一份均匀供试品，经多次取样测定所得结果之间的接近程度。精密度一般用偏差、标准偏差或相对标准偏差表示。

在相同条件下，由同一个分析人员测定所得结果的精密度称为重复性；在同一实验室内的条件改变，如不同时间、不同分析人员、不同设备等测定结果之间的精密度，称为中间精密度；不同实验室测定结果之间的精密度，称为重现性。

含量测定和杂质的定量测定应考察方法的精密度。

1. 重复性 在规定范围内，取同一浓度（分析方法拟定的样品测定浓度，相当于 100% 浓度水平）的供试品，用至少 6 份的测定结果进行评价；或设计至少 3 种不同浓度，每种浓度分别制备至少 3 份供试品溶液进行测定，用至少 9 份样品的测定结果进行评价。采用至少 9 份测定结果进行评价时，浓度的设定应考虑样品的浓度范围。

2. 中间精密度 考察随机变动因素，如不同日期、不同分析人员、不同仪器对精密度的影响，应进行中间精密度试验。

3. 重现性 国家药品质量标准采用的分析方法，应进行重现性试验，如通过不同实验室协同检验获得重现性结果。协同检验的目的、过程和重现性结果均应记载在起草说明中。应注意重现性试验所用样品质量的一致性及贮存运输中的环境对该一致性的影响，以免影响重现性试验结果。

4. 数据要求 均应报告标准偏差、相对标准偏差或置信区间。样品中待测定成分含量和精密度RSD可接受范围参考附表1-3（可接受范围可在给出数值0.5～2倍区间，计算公式，重复性：$RSD_r=C^{-0.15}$；重现性：$RSD_R=2C^{-0.15}$，其中C为待测定成分含量）。在基质复杂、组分含量低于0.01%及多成分等分析中，精密度限度可适当放宽。

附表1-3 样品中待测定成分的含量与精密度可接受范围关系

待测定成分含量			待测定成分质量分数（g/g）	重复性（RSD_r%）	重现性（RSD_R%）
（%）	（ppm或ppb）	（mg/g或μg/g）			
100	—	1000mg/g	1.0	1	2
10	100000ppm	100mg/g	0.1	1.5	3
1	10000ppm	10mg/g	0.01	2	4
0.1	1000ppm	1mg/g	0.001	3	6
0.01	100ppm	100μg/g	0.0001	4	8
0.001	10ppm	10μg/g	0.00001	6	11
0.0001	1ppm	1μg/g	0.000001	8	16
	10ppb	0.01μg/g	0.00000001	15	32

注：此表源自AOAC *Guidelines for Single Laboratory Validation of Chemical Methods for Dietary Supplements and Botanicals*。

四、检测限

检测限系指试样中被测物能被检测出的最低量。检测限仅作为限度试验指标和定性鉴别的依据，没有定量意义。常用的方法如下。

1. 直观法 用已知浓度的被测物，试验出能被可靠地检测出的最低浓度或量。

2. 信噪比法 用于能显示基线噪声的分析方法，即把已知低浓度试样测出的信号与空白样品测出的信号进行比较，计算出能被可靠地检测出的被测物质最低浓度或量。一般以信噪比为3∶1时相应浓度或注入仪器的量确定检测限。

3. 基于响应值标准偏差和标准曲线斜率法 按照$LOD=3.3\delta/S$公式计算。式中LOD：检测限；δ：响应值的偏差；S：标准曲线的斜率。δ可以通过下列方法测得：①测定空白值的标准偏差；②标准曲线的剩余标准偏差或是截距的标准偏差。

4. 数据要求 上述计算方法获得的检测限数据须用含量相近的样品进行验证。应附测定图谱，说明试验过程和检测限结果。

五、定量限

定量限系指试样中被测物能被定量测定的最低量，其测定结果应符合准确度和精密度要求。对微量或痕量药物分析、定量测定药物杂质和降解产物时，应确定方法的定量限。常用的方法如下。

1. 直观法 用已知浓度的被测物，试验出能被可靠地定量测定的最低浓度或量。

2. 信噪比法 用于能显示基线噪声的分析方法，即将已知低浓度试样测出的信号与空白样品测出的信号进行比较，计算出能被可靠地定量的被测物质的最低浓度或量。一般以信噪比为 10 ∶ 1 时相应浓度或注入仪器的量确定定量限。

3. 基于响应值标准偏差和标准曲线斜率法 按照 $LOQ=10\delta/S$ 公式计算。式中 LOQ：定量限；δ：响应值的偏差；S：标准曲线的斜率。δ 可以通过下列方法测得：①测定空白值的标准偏差；②采用标准曲线的剩余标准偏差或是截距的标准偏差。

4. 数据要求 上述计算方法获得的定量限数据须用含量相近的样品进行验证。应附测试图谱，说明测试过程和定量限结果。包括准确度和精密度验证数据。

六、线性

线性系指在设计的范围内，线性试验结果与试样中被测物浓度直接呈比例关系的能力。

应在设计的范围内测定线性关系。可用同一对照品贮备液经精密稀释，或分别精密称取对照品，制备一系列对照品溶液的方法进行测定，至少制备 5 个不同浓度水平。以测得的响应信号作为被测物浓度的函数作图，观察是否呈线性，再用最小二乘法进行线性回归。必要时，响应信号可经数学转换，再进行线性回归计算，或者可采用描述浓度 - 响应关系的非线性模型。

数据要求：应列出回归方程、相关系数、残差平方和、线性图（或其他数学模型）。

七、范围

范围系指分析方法能达到精密度、准确度和线性要求时的高低限浓度或量的区间。

范围应根据分析方法的具体应用及其线性、准确度、精密度结果和要求确定。原料药和制剂含量测定，范围一般为测定浓度的 80%～120%；制剂含量均匀度检查，范围一般为测定浓度的 70%～130%，特殊剂型，如气雾剂和喷雾剂，范围可适当放宽；溶出度或释放度中的溶出量测定，范围一般为限度的 ±30%，如规定了限度范围，则应为下限的 −20% 至上限的 +20%；杂质测定，范围应根据初步实际测定数据，拟订为规定限度的 ±20%。如果一个试验同时进行含量测定和纯度检查，且仅使用 100% 的对照品，线性范围应覆盖杂质的报告水平至规定含量的 120%。

在中药分析中，范围应根据分析方法的具体应用和线性、准确度、精密度结果及要求确定。对于有毒的、具特殊功效或药理作用的成分，其验证范围应大于被限定含量的区间。溶出度或释放度中的溶出量测定，范围一般为限度的 ±30%。

八、耐用性

耐用性系指在测定条件有小的变动时，测定结果不受影响的承受程度，为所建立的方法用于常规检验提供依据。开始研究分析方法时，就应考虑其耐用性。如果测试条件要求苛刻，则应在方法中写明，并注明可以接受变动的范围，可以先采用均匀设计确定主要影响因素，再通过单因素分析等确定变动范围。典型的变动因素有被测溶液的稳定性、样品的提取次数、时间等。液相色谱法中典型的变动因素有流动相的组成和 pH、不同品牌或不同批号的同类型色谱柱、柱温、流速等。气相色谱法变动因素有不同品牌或批号的色谱柱、不同类型的担体、载气流速、柱温、进样口和检测器温度等。

经试验，测定条件小的变动应能满足系统适用性试验要求，以确保方法的可靠性。

（曲丽丽）

附录二 原料药物与制剂稳定性试验指导原则

（《中国药典》2020年版四部指导原则9001）

稳定性试验的目的是考察原料药物或制剂在温度、湿度、光线的影响下随时间变化的规律，为药品的生产、包装、贮存、运输条件提供科学依据，同时通过试验建立药品的有效期。

稳定性试验的基本要求是：

（1）稳定性试验包括影响因素试验、加速实验与长期试验。影响因素试验用1批原料药物或1批制剂进行；如果试验结果不明确，则应加试2个批次样品。生物制品应直接使用3个批次。加速试验与长期试验要求用3批供试品进行。

（2）原料药物供试品应是一定规模生产的。供试品量相当于制剂稳定性试验所要求的批量，原料药物合成工艺路线、方法、步骤应与大生产一致。药物制剂供试品应是放大试验的产品，其处方与工艺应与大生产一致。每批放大试验的规模，至少是中试规模。大体积包装的制剂，如静脉输液等，每批放大规模的数量通常应为各项试验所需总量的10倍。特殊品种、特殊剂型所需数量，根据情况另定。

（3）加速试验与长期试验所用供试品的包装应与拟上市产品一致。

（4）研究药物稳定性，要采用专属性强、准确、精密、灵敏的药物分析方法与有关物质（含降解产物及其他变化所生成的产物）的检查方法，并对方法进行验证，以保证药物稳定性试验结果的可靠性。在稳定性试验中，应重视降解产物的检查。

（5）若放大试验比规模生产的数量要小，故申报者应承诺在获得批准后，从放大试验转入规模生产时，对最初通过生产验证的3批规模生产的产品仍需进行加速试验与长期稳定性试验。

（6）对包装在有通透性容器内的药物制剂应当考虑药物的湿敏感性或可能的溶剂损失。

（7）制剂质量的“显著变化”通常定义为：①含量与初始值相差5%；或采用生物或免疫法测定时效价不符合规定。②降解产物超过标准限度要求。③外观、物理常数、功能试验（如颜色、相分离、再分散性、粘结、硬度、每揿剂量）等不符合标准要求。④ pH不符合规定。⑤ 12个制剂单位的溶出度不符合标准的规定。

本指导原则分两部分，第一部分为原料药物，第二部分为药物制剂。

一、原料药物

原料药物要进行以下试验：

（一）影响因素试验

此项试验是在比加速试验更激烈的条件下进行。其目的是探讨药物的固有稳定性、了解影响其稳定性的因素及可能的降解途径与降解产物，为制剂生产工艺、包装、贮存条件和建立降解产物分析方法提供科学依据。将供试品置适宜的开口容器中（如称量瓶或培养皿），分散放置，厚度不超过3mm（疏松原料药可略厚）。当试验结果发现降解产物有明显的变化，应考虑其潜在的危害性，必要时应对降解产物进行定性或定量分析。

（1）高温试验：供试品开口置适宜的恒温设备中，设置温度一般高于加速试验温度10℃以上，考察时间点应基于原料药本身的稳定性及影响因素试验条件下稳定性的变化趋势设置。通常可设定为0天、5天、10天、30天等取样，按稳定性重点考察项目进行检测。若供试品质量有明显变化，则适当降低温度试验。

（2）高湿试验：供试品开口置恒湿密闭容器中，在25℃分别于相对湿度90%±5%条件下放置10天，于第5天和第10天取样，按稳定性重点考察项目要求检测，同时准确称量试验前后供试品的重量，以考察供试品的吸湿潮解性能。若吸湿增重5%以上，则在相对湿度75%±5%条件下，同法进行试验；若吸湿增重5%以下，其他考察项目符合要求，则不再进行此项试验。恒湿条件可在密闭容器，如干燥器下部放置饱和盐溶液，根据不同相对湿度的要求，可以选择NaCl饱和溶液（相对湿度75%±1%，15.5～60℃），KNO_3饱和溶液（相对湿度92.5%，25℃）。

（3）强光照射试验：供试品开口放在光照箱或其他适宜的光照装置内，可选择输出相似于D65/ID65发射标准的光源，或同时暴露于冷白荧光灯和近紫外线灯下，在照度为4500lx±500lx的条件下，且光源总照度应不低于1.2×10^6 lux • hr、近紫外灯能量不低于200W • hr/m²，于适宜时间取样，按稳定性重点考察项目进行检测，特别要注意供试品的外观变化。

关于光照装置，建议采用定型设备“可调光照箱”，也可用光橱，在箱中安装相应光源使达到规定照度。箱中供试品台高度可以调节，箱上方安装抽风机以排除可能产生的热量，箱上配有照度计，可随时监测箱内照度，光照箱应不受自然光的干扰，并保持照度恒定，同时防止尘埃进入光照箱内。

此外，根据药物的性质必要时可设计试验，原料药在溶液或混悬液状态时，或在较宽pH范围探讨pH与氧及其他条件应考察对药物稳定性的影响，并研究分解产物的分析方法。创新药物应对分解产物的性质进行必要的分析。冷冻保存的原料药物，应验证其在多次反复冻融条件下产品质量的变化情况。在加速或长期放置条件下已证明某些降解产物并不形成，则可不必再做降解产物检查。

（二）加速试验

此项试验是在加速条件下进行。其目的是通过加速药物的化学或物理变化，探讨药物的稳定性，为制剂设计、包装、运输、贮存提供必要的资料。供试品在温度40℃±2℃、相对湿度75%±5%的条件下放置6个月。所用设备应能控制温度±2℃、相对湿度±5%，并能对真实温度与湿度进行监测。在至少包括初始和末次等的3个时间点（如0、3、6月）取样，按稳定性重点考察项目检测。如在

25℃±2℃、相对湿度60%±5%条件下进行长期试验，当加速试验6个月中任何时间点的质量发生了显著变化，则应进行中间条件试验。中间条件为30℃±2℃、相对湿度65%±5%，建议的考察时间为12个月，应包括所有的稳定性重点考察项目，检测至少包括初始和末次等的4个时间点（如0、6、9、12月）。

对温度特别敏感的药物，预计只能在冰箱中（5℃±3℃）保存，此种药物的加速试验，可在温度25℃±2℃、相对湿度60%±5%的条件下进行，时间为6个月。

对拟冷冻贮藏的药物，应对一批样品在5℃±3℃或25℃±2℃条件下放置适当的时间进行试验，以了解短期偏离标签贮藏条件（如运输或搬运时）对药物的影响。

（三）长期试验

长期试验是在接近药物的实际贮存条件下进行，其目的是为制定药物的有效期提供依据。供试品在温度25℃±2℃，相对湿度60%±5%的条件下放置12个月，或在温度30℃±2℃、相对湿度65%±5%的条件下放置12个月，这是从我国南方与北方气候的差异考虑的，至于上述两种条件选择哪一种由研究者确定。每3个月取样一次，分别于0个月、3个月、6个月、9个月、12个月取样按稳定性重点考察项目进行检测。12个月以后，仍需继续考察的，根据产品特性，分别于18个月、24个月、36个月等，取样进行检测。将结果与0个月比较，以确定药物的有效期。由于实验数据的分散性，一般应按95%可信限进行统计分析，得出合理的有效期。如3批统计分析结果差别较小，则取其平均值为有效期，若差别较大则取其最短的为有效期。如果数据表明，测定结果变化很小，说明药物是很稳定的，则不作统计分析。

对温度特别敏感的药物，长期试验可在温度5℃±3℃的条件下放置12个月，按上述时间要求进行检测，12个月以后，仍需按规定继续考察，制订在低温贮存条件下的有效期。

对拟冷冻贮藏的药物，长期试验可在温度-20℃±5℃的条件下至少放置12个月进行考察。

长期试验采用的温度为25℃±2℃、相对湿度为60%±5%，或温度30℃±2℃、相对湿度65%±5%，是根据国际气候带制定的。国际气候带见附表2-1。

附表2-1 国际气候带

气候带	计算数据			推算数据	
	温度①/℃	MKT②/℃	RH/%	温度/℃	RH/%
Ⅰ温带	20.0	20.0	42	21	45
Ⅱ地中海气候、亚热带	21.6	22.0	52	25	60
Ⅲ干热带	26.4	27.9	35	30	35
Ⅳ湿热带	26.7	27.4	76	30	70

注：①记录温度；②MKT为平均动力学温度。

温带主要有英国、北欧、加拿大、俄罗斯；亚热带有美国、日本、西欧；干热带有伊朗、伊拉克、苏丹；湿热带有巴西、加纳、印度尼西亚、尼加拉瓜、菲律宾。中国总体来说属亚热带，部分地区属湿热带，故长期试验采用温度为25℃±2℃、相对湿度为60%±5%，或温度30℃±2℃、相对湿度65%±5%，与美、日、欧国际人用药品注册技术协调会（ICH）采用条件基本是一致的。

原料药物进行加速试验与长期试验所用包装应采用模拟小桶，但所用材料与封装条件应与大桶一致。

二、药物制剂

药物制剂稳定性研究，首先应查阅原料药物稳定性有关资料，特别了解温度、湿度、光线对原料药物稳定性的影响，并在处方筛选与工艺设计过程中，根据主药与辅料性质，参考原料药物的试验方法，进行影响因素试验、加速试验与长期试验。

（一）影响因素试验

药物制剂进行此项试验的目的是考察制剂处方的合理性与生产工艺及包装条件。供试品用1批进行，将供试品如片剂、胶囊剂、注射剂（注射用无菌粉末如为西林瓶装，不能打开瓶盖，以保持严封的完整性），除去外包装，并根据试验目的和产品特性考虑是否除去内包装，置适宜的开口容器中，进行高温试验、高湿试验与强光照射试验，试验条件、方法、取样时间与原料药相同，重点考察项目见附表2-2。

对于需冷冻保存的中间产物或药物制剂，应验证其在多次反复冻融条件下产品质量的变化情况。

（二）加速试验

此项试验是在加速条件下进行，其目的是通过加速药物制剂的化学或物理变化，探讨药物制剂的稳定性，为处方设计、工艺改进、质量研究、包装改进、运输、贮存提供必要的资料。供试品在温度40℃±2℃、相对湿度75%±5%的条件下放置6个月。所用设备应能控制温度±2℃、相对湿度±5%，并能对真实温度与湿度进行监测。在至少包括初始和末次等的3个时间点（如0、3、6月）取样，按稳定性考察项目检测。如在25℃±2℃、相对湿度60%±5%条件下进行长期试验，当加速试验6个月中任何时间点的质量发生了显著变化，则应进行中间条件试验。中间条件为30℃±2℃、相对湿度65%±5%，建议的考察时间为12个月，应包括所有的稳定性重点考察项目，检测至少包括初始和末次等的4个时间点（如0、6、9、12月）。溶液剂、混悬剂、乳剂、注射液等含有水性介质的制剂可不要求相对湿度。试验所用设备与原料药物相同。

对温度特别敏感的药物制剂，预计只能在冰箱（5℃±3℃）内保存使用，此类药物制剂的加速试验，可在温度25℃±2℃、相对湿度60%±5%的条件下进行，时间为6个月。

对拟冷冻贮藏的制剂，应对一批样品在 5℃±3℃或 25℃±2℃条件下放置适当的时间进行试验，以了解短期偏离标签贮藏条件（如运输或搬运时）对制剂的影响。

乳剂、混悬剂、软膏剂、乳膏剂、糊剂、凝胶剂、眼膏剂、栓剂、气雾剂、泡腾片及泡腾颗粒宜直接采用温度 30℃±2℃、相对湿度 65%±5% 的条件进行试验，其他要求与上述相同。

对于包装在半透性容器中的药物制剂，例如低密度聚乙烯制备的输液袋、塑料安瓿、眼用制剂容器等，则应在温度 40℃±2℃、相对湿度 25%±5% 的条件（可用 $CH_3COOK \cdot 1.5H_2O$ 饱和溶液）进行试验。

（三）长期试验

长期试验是在接近药品的实际贮存条件下进行，其目的是为制订药品的有效期提供依据。供试品在温度 25℃±2℃、相对湿度 60%±5% 的条件下放置 12 个月，或在温度 30℃±2℃、相对湿度 65%±5% 的条件下放置 12 个月。至于上述两种条件选择哪一种由研究者确定。每 3 个月取样一次，分别于 0 个月、3 个月、6 个月、9 个月、12 个月取样，按稳定性重点考察项目进行检测。12 个月以后，仍需继续考察的，分别于 18 个月、24 个月、36 个月取样进行检测。将结果与 0 个月比较以确定药品的有效期。由于实测数据的分散性，一般应按 95% 可信限进行统计分析，得出合理的有效期。如 3 批统计分析结果差别较小，则取其平均值为有效期限。若差别较大，则取其最短的为有效期。数据表明很稳定的药品，不作统计分析。

对温度特别敏感的药品，长期试验可在温度 5℃±3℃的条件下放置 12 个月，按上述时间要求进行检测，12 个月以后，仍需按规定继续考察，制订在低温贮存条件下的有效期。

对拟冷冻贮藏的制剂，长期试验可在温度 -20℃±5℃的条件下至少放置 12 个月，货架期应根据长期试验放置条件下实际时间的数据而定。

对于包装在半透性容器中的药物制剂，则应在温度 25℃±2℃、相对湿度 40%±5%，或 30℃±2℃、相对湿度 35%±5% 的条件进行试验，至于上述两种条件选择哪一种由研究者确定。

对于所有制剂，应充分考虑运输路线、交通工具、距离、时间、条件（温度、湿度、振动情况等）、产品包装（外包装、内包装等）、产品放置和温度监控情况（监控器的数量、位置等）等对产品质量的影响。

此外，有些药物制剂还应考察临用时配制和使用过程中的稳定性。例如，应对配制或稀释后使用、在特殊环境（如高原低压、海洋高盐雾等环境）使用的制剂开展相应的稳定性研究，同时还应对药物的配伍稳定性进行研究，为说明书/标签上的配制、贮藏条件和配制或稀释后的使用期限提供依据。

稳定性重点考察项目

原料药物及主要剂型的重点考察项目见附表 2-2，表中未列入的考察项目及剂型，可根据剂型及品种的特点制订。对于缓控释制剂、肠溶制剂等应考察释放度等，微粒制剂应考察粒径、或包封率、或泄漏率等。

附表 2-2 原料药物及制剂稳定性重点考察项目参考表

剂型	稳定性重点考察项目	剂型	稳定性重点考察项目
原料药	性状、熔点、含量、有关物质、吸湿性以及根据品种性质选定的考察项目	眼用制剂	如为溶液，应考察性状、可见异物、含量、pH、有关物质；如为混悬液，还应考察粒度、再分散性；洗眼剂还应考察无菌；眼丸剂应考察粒度与无菌
片剂	性状、含量、有关物质、崩解时限或溶出度或释放度	丸剂	性状、含量、有关物质、溶散时限
胶囊剂	性状、含量、有关物质、崩解时限或溶出度或释放度、水分，软胶囊要检查内容物有无沉淀	糖浆剂	性状、含量、澄清度、相对密度、有关物质、pH
注射剂	性状、含量、pH、可见异物、不溶性微粒、有关物质，应考察无菌	口服溶液剂	性状、含量、澄清度、有关物质
栓剂	性状、含量、融变时限、有关物质	口服乳剂	性状、含量、分层现象、有关物质
软膏剂	性状、均匀性、含量、粒度、有关物质	口服混悬剂	性状、含量、沉降体积比、有关物质、再分散性
乳膏剂	性状、均匀性、含量、粒度、有关物质、分层现象	散剂	性状、含量、粒度、有关物质、外观均匀度
糊剂	性状、均匀性、含量、粒度、有关物质	气雾剂（非定量）	不同放置方位（正、倒、水平）有关物质、揿射速率、揿出总量、泄漏率
气雾剂（定量）	不同放置方位（正、倒、水平）有关物质、递送剂量均一性、泄漏率	颗粒剂	性状、含量、粒度、有关物质、溶化性或溶出度或释放度
喷雾剂	不同放置方位（正、水平）有关物质、每喷主药含量、递送剂量均一性（混悬型和乳液型定量鼻用喷雾剂）	贴剂（透皮贴剂）	性状、含量、有关物质、释放度、黏附力
吸入气雾剂	不同放置方位（正、倒、水平）有关物质、微细粒子剂量、递送剂量均一性、泄漏率	冲洗剂、洗剂、灌肠剂	性状、含量、有关物质、分层现象（乳状型）、分散性（混悬型），洗剂应考察无菌
吸入喷雾剂	不同放置方位（正、水平）有关物质、微细粒子剂量、递送剂量均一性、pH、应考察无菌	搽剂、涂剂、涂膜剂	性状、含量、有关物质、分层现象（乳状型）、分散性（混悬型），涂膜剂还应考察成膜性
吸入粉雾剂	有关物质、微细粒子剂量、递送剂量均一性、水分	耳用制剂	性状、含量、有关物质，耳用散剂、喷雾剂与半固体制剂分别按相关剂型要求检查
吸入液体制剂	有关物质、微细粒子剂量、递送速率及递送总量、pH、含量、应考察无菌	鼻用制剂	性状、pH、含量、有关物质，鼻用散剂、喷雾剂与半固体制剂分别按相关剂型要求检查
凝胶剂	性状、均匀性、含量、有关物质、粒度，乳胶剂应检查分层现象		

注：有关物质（含降解产物及其他变化所生成的产物）应说明其生成产物的数目及量的变化，如有可能应说明有关物质中何者为原料中的中间体，何者为降解产物，稳定性试验重点考察降解产物。

（曲丽丽）

附录三 药品杂质分析指导原则

（《中国药典》2020年版四部指导原则9102）

本原则用于指导化学合成的原料药及其制剂的杂质分析，并供药品研究、生产、质量标准起草和修订参考。本原则不涵盖生物/生物技术制品、肽、寡聚核苷酸、放射性药品、发酵产品与其半合成产品、中药和来源于动植物的粗制品。

杂质是药品的关键质量属性，可影响产品的安全性和有效性。药品质量标准中的杂质系指在按照经国家药品监督管理部门依法审查批准的工艺和原辅料生产的药品中，由其生产工艺或原料带入的杂质，或在贮存过程中产生的杂质，不包括变更生产工艺或变更原辅料而产生的新杂质，也不包括掺入或污染的外来物质。若药品生产企业变更生产工艺或原辅料引入新的杂质，则需要对原质量标准进行修订，并依法向药品监督管理部门申报批准。药品中不得掺入其组分以外的物质或污染药品。对于假药和劣药，必要时应根据具体情况，采用合适的且经过验证的分析方法予以检测。

1. 杂质的分类 药品杂质通常分为：有机杂质、无机杂质、残留溶剂。有机杂质可在药品的生产或贮存中引入，也可由药物与辅料或包装结构的相互作用产生，这些杂质可能是已鉴定或者未鉴定的、挥发性的或非挥发性的，包括起始物、副产物、中间体、降解产物、试剂、配位体和催化剂；其中化学结构与活性成分类似或具渊源关系的有机杂质，通常称为有关物质。无机杂质可能来源于生产过程，如反应试剂、配位体、催化剂、元素杂质、无机盐和其他物质（例如：过滤介质，活性炭等），一般是已知和确定的。药品中的残留溶剂系指原料药或辅料的生产中，以及制剂制备过程中使用的，但在工艺操作过程中未能完全去除的有机溶剂，一般具有已知的毒性。

由于杂质的种类较多，所以，药品质量标准中检查项下杂质的项目名称，应根据国家药典委员会编写的《国家药品标准工作手册》的要求进行规范。如有机杂质的项目名称可参考下列原则选用。

（1）检查对象明确为某一物质时，以该杂质的化学名作为检查项目名称，如磷酸可待因中的“吗啡”，氯贝丁酯中的“对氯酚”，盐酸苯海索中的“哌啶苯丙酮”，盐酸林可霉素中的“林可霉素B”和胰蛋白酶中的“糜蛋白酶”等。如果该杂质的化学名太长，又无通用的简称，可参考螺内酯项下的“巯基化合物”、肾上腺素中的“酮体”、盐酸地芬尼多中的“烯化合物”等，选用相宜的名称。在质量标准起草说明中应写明已明确杂质的结构式。

（2）检查对象不能明确为某一单一物质，而又仅知为某一类物质时，则其检查项目名称可采用“其他甾体”“其他生物碱”“其他氨基酸”“还原糖”“脂肪酸”“芳香第一胺”等。

（3）未知杂质，可根据杂质性质选用检查项目名称，如“杂质吸光度”“易氧化物”“易炭化物”“不挥发物”“挥发性杂质”等。

2. 质量标准中杂质检查项目的确定　新原料药和新制剂中的杂质，应按我国新药申报有关要求和ICH新原料药中的杂质（Q3A）和新制剂中的杂质（Q3B）指导原则进行研究，必要时对杂质和降解产物进行安全性评价。新药研制部门对在合成、纯化和贮存中实际存在的杂质和潜在的杂质，应采用有效的分离分析方法进行检测。对于表观含量在附表3-1鉴定阈值及以上的单个杂质和在鉴定阈值以下但具强烈生物作用的单个杂质或毒性杂质，予以定性或确证其结构。对在药品稳定性试验中出现的降解产物，也应按上述要求进行研究。新药质量标准中的杂质检查项目应包括经质量研究和稳定性考察检出的以及在批量生产中出现的杂质和降解产物，并需制订相应的检查限度。除降解产物和毒性杂质外，原料药中已控制的杂质，制剂中一般不再控制。原料药和制剂中的无机杂质，应根据其生产工艺、起始原料情况确定检查项目，但对于毒性无机杂质，应在质量标准中规定其检查项。药品杂质的报告、鉴定和确证阈值参照ICH新原料药中的杂质（Q3A）和新制剂中的杂质（Q3B）指导原则（附表3-1）。若制订的阈值高于附表3-1阈值，则需进行科学评估；若杂质的毒性很大，应制订更低阈值。

附表3-1　药品杂质的报告、鉴定和确证阈值

	最大日剂量	报告阈值	鉴定阈值	确证阈值
原料药	≤ 2g	0.05%	0.10% 或 1.0mg TDI[a]	0.15% 或 1.0mg TDI[a]
	＞ 2g	0.03%	0.05%	0.05%
制剂	≤ 1g	0.1%		
	＞ 1g	0.05%		
	＜ 1mg		1.0% 或 5μg TDI[a]	
	1mg ～ 10mg		0.5% 或 20μg TDI[a]	
	＞ 10mg ～ 2g		0.2% 或 2mg TDI[a]	
	＞ 2g		0.10%	
	＜ 10mg			1.0% 或 50μg TDI[a]
	10mg ～ 100mg			0.5% 或 200μg TDI[a]
	＞ 100mg ～ 2g			0.2% 或 3mgTDI[a]
	＞ 2g			0.15%

注：a. 取限度低者。

在仿制药的研制和生产中，如发现其杂质谱与其原研药不同或与已有法定质量标准规定不同，需增加新的杂质检查项目时，也应按上述方法进行研究，申报新的质量标准或对原质量标准进行修订，并报药品监督管理部门审批。

多组分药物中共存的异构体一般不作为杂质检查项目，必要时，在质量标准中规定其比例，以保证生产用与申报注册时的原料药一致性。但当共存物质具有毒性时，应作为毒性杂质进行检查。而在单一对映异构体药品中，可能共存的其他对映异构体和非对映异构体应作为杂质检查。

药品多晶型杂质，应参照《中国药典》2020年版四部指导原则9015，确定检查项目。

具有遗传毒性的杂质（又称基因毒性杂质），应参照ICH评估和控制药品中DNA反应性（致突变）杂质以降低潜在致癌风险指导原则（M7）进行研究，并确定检查项目。

无机杂质参照ICH元素杂质指导原则（Q3D）进行研究，并确定检查项目。

报告阈值（reporting threshold）：超出此阈值的杂质均应在检测报告中报告具体的检测数据。鉴定阈值（identification threshold）：超出此阈值的杂质均应进行定性分析，确定其化学结构。确证阈值（qualification threshold）：超出此阈值的杂质均应基于其生物安全性评估数据，确定控制限度。TDI：药品杂质的每日总摄入量（total daily intake）。

残留溶剂，应根据生产工艺中所用有机溶剂及其残留情况，参照《中国药典》2020年版残留溶剂测定法（通则0861）和ICH残留溶剂指导原则（Q3C），确定检查项目。

3. 杂质检查分析方法 杂质检查应尽量采用现代分离分析手段，用于杂质检测和定量测定的分析方法须按照《中国药典》2020年版四部指导原则9101和ICH指导原则（Q2）进行验证。尤为重要的是，应能证明分析方法具有检测杂质的专属性。

研究时，应采用几种不同的分离分析方法或不同检测条件以便比对结果，选择较佳的方法作为列入质量标准的检查方法。杂质检查分析方法的建立，应考虑普遍适用性，所用的仪器和实验材料应容易获得。对于特殊实验材料，应在质量标准中写明。在杂质分析的研究阶段，将可能存在的杂质、强制降解产物，分别或加入主成分中，配制供试溶液进行色谱分析，优化色谱条件，确定适用性要求，保证方法专属、灵敏。

杂质研究中，应进行杂质的分离纯化制备或合成制备，以供进行安全性和质量研究用。对确实无法获得的杂质，研制部门在药品质量研究资料和药品质量标准起草说明中应写明理由。

在采用现代色谱技术对杂质进行分离分析的情况下，对特定杂质中的已知杂质和毒性杂质，应使用杂质对照品进行定位；如无法获得杂质对照品时，可用相对保留值进行定位。杂质含量可按照色谱法等测定。

对于对映异构体杂质的检测多采用手性色谱法或其他立体选择性方法，应用最为广泛的是手性高效液相色谱法。对于对映异构体杂质检查方法的验证，立体选择性是实验考察的重点。当对映异构体杂质的出峰顺序在前，母体药品在后，则有利于两者的分离和提高检测灵敏度。由于手性色谱法不能直接反映手性药品的光学活性，需要与旋光度或比旋度测定相互补充，以有效控制手性药品的质量。对消旋体药物的质量标准，必要时亦可以设旋光度检查项目。

由于采用色谱法进行杂质限度检查时，受色谱参数设置值的影响较大，有关操作注意事项应在起草说明中写明，必要时，可在质量标准中予以规定。

4. 杂质的限度 药品质量标准对毒性杂质和毒性残留有机溶剂应严格规定限度。杂质限度的制订可参考《中国药典》2020 年版和 ICH 相关指导原则的要求，考虑如下因素：杂质及含一定限量杂质药品的毒理学和药效学研究数据，原料药的来源，给药途径，每日剂量，给药人群，治疗周期等。

原料药和制剂质量标准应包括如下。

（1）每种特定的已鉴定杂质。

（2）每种特定的未鉴定杂质。

（3）任何不超过鉴定阈值的非特定杂质。

（4）杂质总量（所有超过报告阈值的特定和非特定杂质或降解产物的总和）。药品杂质鉴定与质控的决策树见附图 3-1。

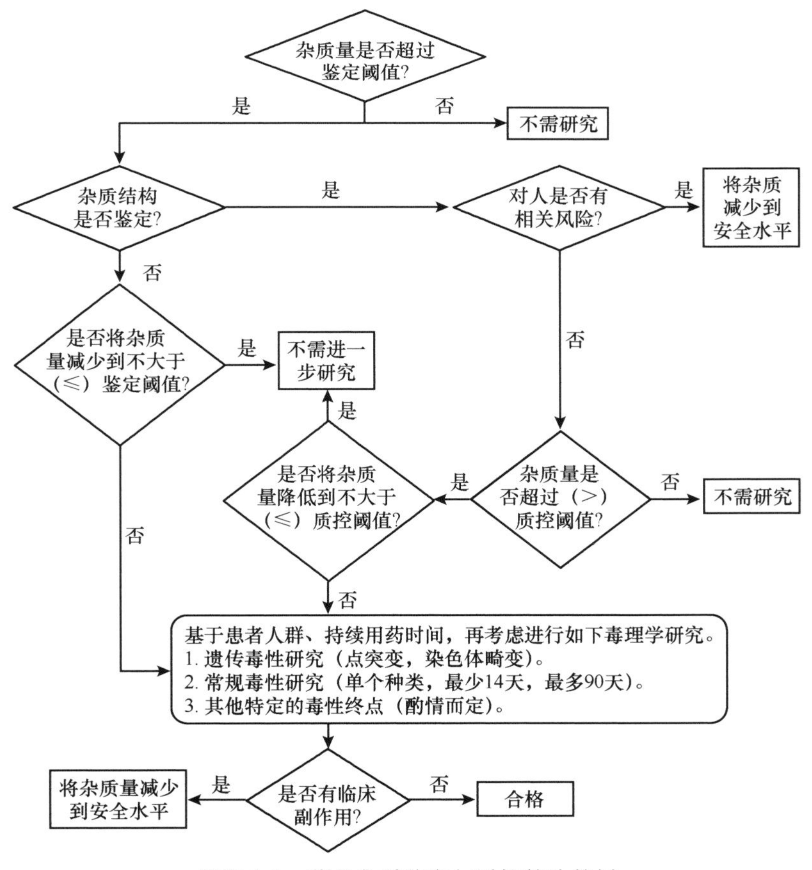

附图 3-1 药品杂质鉴定与质控的决策树

（莎日娜）

附录四 生物样品定量分析方法验证指导原则

（《中国药典》2020 年版四部指导原则 9012）

一、范围

准确测定生物基质（如全血、血清、血浆、尿）中的药物浓度，对于药物和制剂研发非常重要。这些数据可被用于支持药品的安全性和有效性，或根据毒动学、药动学和生物等效性实验的结果做出关键性决定。因此，必须完整地验证和记录应用的生物分析方法，以获得可靠的结果。

本指导原则提供生物分析方法验证的要求，也涉及非临床或临床试验样品实际分析的基本要求，以及何时可以使用部分验证或交叉验证，来替代完整验证。本指导原则二和三主要针对色谱分析方法，四针对配体结合分析方法。

生物样品定量分析方法验证和试验样品分析应符合本指导原则的技术要求。应该在相应的生物样品分析中遵守 GLP 原则或 GCP 原则。

二、生物分析方法验证

（一）分析方法的完整验证

分析方法验证的主要目的是，证明特定方法对于测定在某种生物基质中分析物浓度的可靠性。此外，方法验证应采用与试验样品相同的抗凝剂。一般应对每个新分析方法和新分析物进行完整验证。当难以获得相同的基质时，可以采用适当基质替代，但要说明理由。

一个生物分析方法的主要特征包括：选择性、定量下限、响应函数和校正范围（标准曲线性能）、准确度、精密度、基质效应、分析物在生物基质以及溶液中储存和处理全过程中的稳定性。

有时可能需要测定多个分析物。这可能涉及两种不同的药物，也可能涉及一个母体药物及其代谢物，或一个药物的对映体或异构体。在这些情况下，验证和分析的原则适用于所有涉及的分析物。

对照标准物质

在方法验证中，含有分析物对照标准物质的溶液将被加入到空白生物基质中。此外，色谱方法通常使用适当的内标。

应该从可追溯的来源获得对照标准物质。应该科学论证对照标准物质的适用性。分析证书应该确认对照标准物质的纯度，并提供储存条件、失效日期和批号。对于内标，只要能证明其适用性即可，例如显示该物质本身或其相关的任何杂质不产生干扰。

当在生物分析方法中使用质谱检测时，推荐尽可能使用稳定同位素标记的内标。它们必须具有足够高的同位素纯度，并且不发生同位素交换反应，以避免结果的偏差。

1. 选择性 该分析方法应该能够区分目标分析物和内标与基质的内源性组分或样品中其他组分。应该使用至少6个受试者的适宜的空白基质来证明选择性（动物空白基质可以不同批次混合），它们被分别分析并评价干扰。当干扰组分的响应低于分析物定量下限响应的20%，并低于内标响应的5%时，通常可以接受。

应该考察药物代谢物、经样品预处理生成的分解产物以及可能的同服药物引起干扰的程度。在适当情况下，也应该评价代谢物在分析过程中回复转化为母体分析物的可能性。

2. 残留 应该在方法建立中考察残留并使之最小。残留可能不影响准确度和精密度。应通过在注射高浓度样品或校正标样后，注射空白样品来估计残留。高浓度样品之后在空白样品中的残留应不超过定量下限的20%，并且不超过内标的5%。如果残留不可避免，应考虑特殊措施，在方法验证时检验并在试验样品分析时应用这些措施，以确保不影响准确度和精密度。这可能包括在高浓度样品后注射空白样品，然后分析下一个试验样品。

3. 定量下限 定量下限是能够被可靠定量的样品中分析物的最低浓度，具有可接受的准确度和精密度。定量下限是标准曲线的最低点，应适用于预期的浓度和试验目的。

4. 标准曲线 应该在指定的浓度范围内评价仪器对分析物的响应，获得标准曲线。通过加入已知浓度的分析物（和内标）到空白基质中，制备各浓度的校正标样，其基质应该与目标试验样品基质相同。方法验证中研究的每种分析物和每一分析批，都应该有一条标准曲线。

在进行分析方法验证之前，最好应该了解预期的浓度范围。标准曲线范围应该尽量覆盖预期浓度范围，由定量下限和定量上限（校正标样的最高浓度）来决定。该范围应该足够描述分析物的药动学。

应该使用至少6个校正浓度水平，不包括空白样品（不含分析物和内标的处理过的基质样品）和零浓度样品（含内标的处理过的基质）。每个校正标样可以被多次处理和分析。

应该使用简单且足够描述仪器对分析物浓度响应的关系式。空白和零浓度样品结果不应参与计算标准曲线参数。

应该提交标准曲线参数，测定校正标样后回算得出的浓度应一并提交。在方法验证中，至少应该评价3条标准曲线。

校正标样回算的浓度一般应该在标示值的±15%以内，定量下限处应该在±20%内。至少75%校正标样，含最少6个有效浓度，应满足上述标准。如果某个校正标样结果不符合这些标准，应该拒绝这一标样，不含这一标样的标准曲线应被重新评价，包括回归分析。

最好使用新鲜配制的样品建立标准曲线，但如果有稳定性数据支持，也可以使用预先配制并储存的校正标样。

5. 准确度 分析方法的准确度描述该方法测得值与分析物标示浓度的接近程度，表示为:（测得值 / 真实值）×100%。应采用加入已知量分析物的样品来评估准确度，即质控样品。质控样品的配制应该与校正标样分开进行，使用另行配制的储备液。

应该根据标准曲线分析质控样品，将获得的浓度与标示浓度对比。准确度应报告为标示值的百分比。应通过单一分析批（批内准确度）和不同分析批（批间准确度）获得质控样品值来评价准确度。

为评价一个分析批中不同时间的任何趋势，推荐以质控样品分析批来证明准确度，其样品数不少于一个分析批预期的样品数。

（1）批内准确度：为了验证批内准确度，应取一个分析批的定量下限及低、中、高浓度质控样品，每个浓度至少用 5 个样品。浓度水平覆盖标准曲线范围：定量下限，在不高于定量下限浓度 3 倍的低浓度质控样品，标准曲线范围中部附近的中浓度质控样品，以及标准曲线范围上限约 75% 处的高浓度质控样品。准确度均值一般应在质控样品标示值的 ±15% 之内，定量下限准确度应在标示值的 ±20% 范围内。

（2）批间准确度：通过至少 3 个分析批，且至少两天进行，每批用定量下限以及低、中、高浓度质控样品，每个浓度至少 5 个测定值来评价。准确度均值一般应在质控样品标示值的 ±15% 范围内，对于定量下限，应在标示值的 ±20% 范围内。

报告的准确度和精密度的验证数据应该包括所有获得的测定结果，但是已经记录明显失误的情况除外。

6. 精密度 分析方法的精密度描述分析物重复测定的接近程度，定义为测量值的相对标准偏差（变异系数）。应使用与证明准确度相同分析批样品的结果，获得在同一批内和不同批间定量下限以及低、中、高浓度质控样品的精密度。

对于验证批内精密度，至少需要一个分析批的 4 个浓度，即定量下限以及低、中、高浓度，每个浓度至少 5 个样品。对于质控样品，批内变异系数一般不得超过 15%，定量下限的变异系数不得超过 20%。

对于验证批间精密度，至少需要 3 个分析批（至少 2 天）的定量下限以及低、中、高浓度，每个浓度至少 5 个样品。对于质控样品，批间变异系数一般不得超过 15%，定量下限的变异系数不得超过 20%。

7. 稀释可靠性 样品稀释不应影响准确度和精密度。应该通过向基质中加入分析物至高于定量上限浓度，并用空白基质稀释该样品（每个稀释因子至少 5 个测定值），来证明稀释的可靠性。准确度和精密度应在 ±15% 之内，稀释的可靠性应该覆盖试验样品所用的稀释倍数。

可以通过部分方法验证来评价稀释可靠性。如果能够证明其他基质不影响精密度和准确度，也可以接受其使用。

8. 基质效应　当采用质谱方法时，应该考察基质效应。使用至少 6 批来自不同供体的空白基质，不应使用合并的基质。如果基质难以获得，则使用少于 6 批基质，但应该说明理由。

对于每批基质，应该通过计算基质存在下的峰面积（由空白基质提取后加入分析物和内标测得），与不含基质的相应峰面积（分析物和内标的纯溶液）比值，计算每一分析物和内标的基质因子。进一步通过分析物的基质因子除以内标的基质因子，计算经内标归一化的基质因子。从 6 批基质计算的内标归一化的基质因子的变异系数不得大于 15%。该测定应分别在低浓度和高浓度下进行。

如果不能适用上述方式，例如采用在线样品预处理的情况，则应该通过分析至少 6 批基质，分别加入高浓度和低浓度（定量下限浓度 3 倍以内以及接近定量上限），来获得批间响应的变异。其验证报告应包括分析物和内标的峰面积，以及每一样品的计算浓度。这些浓度计算值的总体变异系数不得大于 15%。

除正常基质外，还应关注其他样品的基质效应，例如溶血的或高血脂的血浆样品等。

9. 稳定性　必须在分析方法的每一步骤确保稳定性，用于检查稳定性的条件，例如样品基质、抗凝剂、容器材料、储存和分析条件，都应该与实际试验样品的条件相似。用文献报道的数据证明稳定性是不够的。

采用低和高浓度质控样品（空白基质加入分析物至定量下限浓度 3 倍以内以及接近定量上限），在预处理后以及在所评价的条件储存后立即分析。由新鲜制备的校正标样获得标准曲线，根据标准曲线分析质控样品，将测得浓度与标示浓度相比较，每一浓度的均值与标示浓度的偏差应在 ±15% 范围内。

应通过适当稀释，考虑到检测器的线性和测定范围，检验储备液和工作溶液的稳定性。

稳定性检查应考察不同储存条件，时间尺度应不小于试验样品储存的时间。

通常应该进行下列稳定性考察。

（1）分析物和内标的储备液和工作溶液的稳定性。

（2）从冰箱储存条件到室温或样品处理温度，基质中分析物的冷冻和融化稳定性。

（3）基质中分析物在冰箱储存的长期稳定性。

此外，如果适用，也应该进行下列考察。

（4）处理过的样品在室温下或在试验过程储存条件下的稳定性。

（5）处理过的样品在自动进样器温度下的稳定性。

在多个分析物试验中，特别是对于生物等效性试验，应该关注每个分析物在含所有分析物基质中的稳定性。

应特别关注受试者采血时，以及在储存前预处理的基质中分析物的稳定性，以确保由分析方法获得的浓度反映受试者采样时刻的分析物浓度。可能需要根据分析物的结构，按具体情况证明其稳定性。

（二）部分验证

在对已被验证的分析方法进行小幅改变情况下，根据改变的实质内容，可能需要部分方法验证。可能的改变包括：生物分析方法转移到另一个实验室，改变仪器、校正浓度范围、样品体积，其他基质或物种，改变抗凝剂、样品处理步骤、储存条件等。应报告所有的改变，并对重新验证或部分验证的范围说明理由。

（三）交叉验证

应用不同方法从一项或多项试验获得数据，或者应用同一方法从不同试验地点获得数据时，需要互相比较这些数据时，需要进行分析方法的交叉验证。如果可能，应在试验样品被分析之前进行交叉验证，同一系列质控样品或试验样品应被两种分析方法测定。对于质控样品，不同方法获得的平均准确度应在 ±15% 范围内，如果放宽，应该说明理由。对于试验样品，至少 67% 样品测得的两组数值差异应在两者均值的 ±20% 范围内。

三、试验样品分析

在分析方法验证后，可以进行试验样品或受试者样品分析。需要在试验样品分析开始前证实生物分析方法的效能。

应根据已验证的分析方法处理试验样品以及质控样品和校正标样，以保证分析批被接受。

（一）分析批

一个分析批包括空白样品和零浓度样品，包括至少 6 个浓度水平的校正标样，至少 3 个浓度水平质控样品（低、中、高浓度双重样品，或至少试验样品总数的 5%，两者中取数目更多者），以及被分析的试验样品。所有样品（校正标样、质控和试验样品）应按照它们将被分析的顺序，在同一样品批中被处理和提取。一个分析批包括的样品在同一时间处理，即没有时间间隔，由同一分析者相继处理，使用相同的试剂，保持一致的条件。质控样品应该分散到整个批中，以此保证整个分析批的准确度和精密度。

对于生物等效性试验，建议一名受试者的全部样品在同一分析批中分析，以减少结果的变异。

（二）分析批的接受标准

应在分析试验计划或标准操作规程中，规定接受或拒绝一个分析批的标准。在整个分析批包含多个部分批次的情况，应该针对整个分析批，也应该针对分析批中每一部分批次样品定义接受标准。应该使用下列接受标准。

校正标样测定回算浓度一般应在标示值的 ±15% 范围内，定量下限应在

±20% 范围内。不少于 6 个校正标样，至少 75% 标样应符合这些标准。如果校正标样中有一个不符合标准，则应该拒绝这个标样，重新计算不含该标样的标准曲线，并进行回归分析。

质控样品的准确度值应该在标示值的 ±15% 范围内。至少 67% 质控样品，且每一浓度水平至少 50% 样品应符合这一标准。在不满足这些标准的情况下，应该拒绝该分析批，相应的试验样品应该重新提取和分析。

在同时测定几个分析物的情况下，对每个分析物都要有一条标准曲线。如果一个分析批对于一个分析物可以接受，而对于另一个分析物不能接受，则接受的分析物数据可以被使用，但应该重新提取和分析样品，测定被拒绝的分析物。

如果使用多重校正标样，其中仅一个定量下限或定量上限标样不合格，则校正范围不变。

所有接受的分析批，每个浓度质控样品的平均准确度和精密度应该列表，并在分析报告中给出。如果总平均准确度和精密度超 15%，则需要进行额外的考察，说明该偏差的理由。在生物等效性试验情况下，这可能导致数据被拒绝。

（三）校正范围

如果在试验样品分析开始前，已知或预期试验样品中的分析物浓度范围窄，则推荐缩窄标准曲线范围，调整质控样品浓度，或者适当加入质控样品新的浓度，以充分反映试验样品的浓度。

如果看起来很多试验样品的分析物浓度高于定量上限，在可能的情况下，应该延伸标准曲线的范围，加入额外浓度的质控样品或改变其浓度。

至少 2 个质控样品浓度应该落在试验样品的浓度范围内。如果标准曲线范围被改变，则生物分析方法应被重新验证（部分验证），以确认响应函数并保证准确度和精密度。

（四）试验样品的重新分析和报告值选择

应该在试验计划或标准操作规程中预先确定重新分析试验样品的理由以及选择报告值的标准。在试验报告中应该提供重新分析的样品数目以及占样品总数的比例。

重新分析试验样品可能基于下列理由。

（1）由于校正标样或质控样品的准确度或精密度不符合接受标准，导致一个分析批被拒绝。

（2）内标的响应与校正标样和质控样品的内标响应差异显著。

（3）进样不当或仪器功能异常。

（4）测得的浓度高于定量上限，或低于该分析批的定量下限，且该批的最低浓度标样从标准曲线中被拒绝，导致比其他分析批的定量下限高。

（5）在给药前样品或安慰剂样品中测得可定量的分析物。

（6）色谱不佳。

对于生物等效性试验，通常不能接受由于药动学理由重新分析试验样品。

在由于给药前样品阳性结果或者由于药动学原因进行重新分析的情况下，应该提供重新分析样品的身份、初始值、重新分析的理由、重新分析获得值、最终接受值以及接受理由。

在仪器故障的情况下，如果已经在方法验证时证明了重新进样的重现性和进样器内稳定性，则可以将已经处理的样品重新进样。但对于拒绝的分析批，则需要重新处理样品。

（五）色谱积分

应在标准操作规程中描述色谱的积分以及重新积分。任何对该标准操作规程的偏离都应在分析报告中讨论。实验室应该记录色谱积分参数，在重新积分的情况下，记录原始和最终的积分数据，并在要求时提交。

（六）用于评价方法重现性的试验样品再分析

在方法验证中使用校正标样和质控样品可能无法模拟实际试验样品。例如，蛋白结合、已知和未知代谢物的回复转化、样品均一性或同服药物引起的差异，可能影响这些样品在处理和储存过程中分析物的准确度和精密度。因此，推荐通过在不同天后，在另外一个分析批中重新分析试验样品，来评价实际样品测定的准确度。检验的范围由分析物和试验样品决定，并应该基于对分析方法和分析物的深入理解。建议获得 C_{max} 附近和消除相样品的结果，一般应该重新分析 10% 样品，如果样品总数超过 1000，则超出部分重新分析 5% 样品。

对于至少 67% 的重复测试，原始分析测得的浓度和重新分析测得的浓度之间的差异应在两者均值的 ±20% 范围内。

试验样品再分析显示偏差结果的情况下，应该进行考察，采取足够的步骤优化分析方法。

至少在下列情形下，应该进行试验样品的再分析。

（1）毒动学试验，每个物种一次。

（2）所有关键性的生物等效性试验。

（3）首次用于人体的药物试验。

（4）首次用于患者的药物试验。

（5）首次用于肝或肾功能不全患者的药物试验。

对于动物试验，可能仅需要在早期关键性试验中进行实际样品的再分析，例如涉及给药剂量和测得浓度关系的试验。

四、配体结合分析

配体结合分析主要用于大分子药物。前述的验证原则以及对试验样品分析的考虑一般也适用。但是由于大分子固有的特点和结构复杂性，使其难以被提取，所以常常在无预先分离的情况下测定分析物。此外，方法的检测终点并不直接来自分析物的响应，而来自与其他结合试剂产生的间接信号。配体结合分析中，每个校正标样、质控样品以及待测样品一般都采用复孔分析。如无特殊说明，本节以双孔分析为原则。

（一）方法验证前的考量

1. 标准品选择　生物大分子具有不均一性，其中成分的效价与免疫反应可能存在差异。因此应对标准品进行充分表征。应尽量使用纯度最高的标准品。用于配制校正标样和质控样品的标准品应尽量与临床和非临床试验使用的受试品批号相同。标准品批号变更时，应尽量对其进行表征和生物分析评价，以确保方法性能不变。

2. 基质选择　一般不推荐使用经碳吸附、免疫吸附等方法提取过的基质，或透析血清、蛋白缓冲液等替代实际样品基质建立分析方法。但在某些情况下，复杂生物基质中可能存在高浓度与分析物结构相关的内源性物质，其高度干扰导致根本无法测定分析物。在无其他可选定量策略的前提下，可允许使用替代基质建立分析方法。但应对使用替代基质建立方法的必要性加以证明。

可采用替代基质建立标准曲线，但质控样品必须用实际样品基质配制，应通过计算准确度来证明基质效应的消除。

3. 最低需求稀释度的确定　分析方法建立与验证过程中，可能需要对基质进行必要的稀释，以降低其产生的高背景信号。在此情况下，应考察最低需求稀释度。它是指分析方法中为提高信噪比、减少基质干扰、优化准确度与精密度而必须使用缓冲液对生物样品进行稀释的最小倍数。应使用与试验样品相同的基质来配制加药样品来确定最低需求稀释度。

4. 试剂　方法的关键试剂，如结合蛋白、适配子、抗体或偶联抗体、酶等，对分析结果会产生直接影响，因此须确保质量。如果在方法验证或样品分析过程中，关键试剂批次发生改变，须确认方法性能不因此改变，从而确保不同批次结果的一致性。

无论是关键试剂，还是缓冲液、稀释液、酸化剂等非关键试剂，都应对维持其稳定性的保障条件进行记录，以确保方法性能长期不变。

（二）方法验证

1. 完整验证

（1）标准曲线与定量范围：标准曲线反映了分析物浓度与仪器响应值之间的关系。在配体结合分析方法中，标准曲线的响应函数是间接测得的，一般呈非线性，常为S形曲线。

应使用至少6个有效校正标样浓度建立标准曲线。校正标样应在预期定量范围对数坐标上近似等距离分布。除校正标样外，可使用锚定点辅助曲线拟合。

验证过程中，须至少对6个独立的分析批进行测定，结果以列表形式报告，以确定标准曲线回归模型整体的稳健性。拟合时，一条标曲允许排除由于明确或不明原因产生失误的浓度点。排除后应至少有 75% 的校正标样回算浓度在标示值的 ±20%（定量下限与定量上限在 ±25%）范围内。定量下限与定量上限之间的浓度范围为标准曲线的定量范围。锚定点校正样品是处于定量范围之外的标样点，用于辅助拟合配体结合分析的非线性回归标准曲线，因其在定量范围之外，可不遵循上述接受标准。

（2）特异性：特异性是指在样品中存在相关干扰物质的情况下，分析方法能够准确、专一地测定分析物的能力。结构相关物质或预期合用药物应不影响方法对分析物的测定。如在方法建立与验证阶段无法获取结构相关物质，特异性评价可在最初方法验证完成后补充进行。应采用未曾暴露于分析物的基质配制高浓度与低浓度质控样品，加入递增浓度的相关干扰物质或预期合用药物进行特异性考察。未加入分析物的基质也应同时被测量。要求至少 80% 以上的质控样品准确度在 ±20% 范围内（如果在定量下限水平，则在 ±25% 范围内），且未加入分析物的基质的测量值应低于定量下限。

（3）选择性：方法的选择性是指基质中存在非相关物质的情况下，准确测定分析物的能力。由于生物大分子样品一般不经提取，基质中存在的非相关物质可能会干扰分析物的测定。应通过向至少 10 个不同来源的基质加入定量下限和定量上限水平的分析物来考察选择性，也应同时测量未加入分析物的基质。选择性考察要求至少 80% 以上的样品准确度在 ±20% 范围内（如果在定量下限水平，则在 ±25% 范围内），且未加入分析物的基质的测量值应低于定量下限。如果干扰具有浓度依赖性，则须测定发生干扰的最低浓度。在此情况下，可能需要在方法验证之前调整定量下限。根据项目需要，可能需要针对病人群体基质或特殊基质（如溶血基质或高血脂基质）考察选择性。

（4）精密度与准确度：应选择至少 5 个浓度的质控样品进行准确度、精密度以及方法总误差考察。包括定量下限浓度、低浓度质控（定量下限浓度的 3 倍以内）、中浓度质控（标准曲线中段）、高浓度质控（定量上限浓度 75% 以上）以及定量上限浓度质控。低、中、高浓度质控标示值不得与校正标样浓度标示值相同。质控样品应经过冷冻，并与试验样品采用相同的方法进行处理。不建议采用新鲜配制的质控样品进行精密度与准确度考察。批间考察应在数日内进行至少 6 个独立的分析批测定。每批内应包含至少 3 套质控样品（每套含至少 5 个浓度的质控样品）。对于批内和批间准确度，各浓度质控样品的平均浓度应在标示值的 ±20%（定量下限和定量上限为 ±25%）范围内。批内和批间精密度均不应超过 20%（定量下限和定量上限为 25%）。此外，方法总误差（即 % 相对偏差绝对值与 % 变异系数之和）不应超过 30%（定量下限和定量上限为 40%）。

（5）稀释线性：在标准曲线定量范围不能覆盖预期样品浓度的情况下，应使用质控样品进行方法的稀释线性考察，即评价样品浓度超过分析方法的定量上限时，用空白基质将样品浓度稀释至定量范围内后，方法能否准确测定。进行稀释实验的另一目的是考察方法是否存在“前带”或“钩状”效应，即高浓度分析物引起的信号抑制。稀释线性考察中，稀释至定量范围内的每个QC样品经稀释度校正后的回算浓度应在标示值的±20%范围内，且所有QC样品回算终浓度的精密度不超过20%。

（6）平行性：为发现可能存在的基质效应，或代谢物的亲和性差异，在可获得真实试验样品的情况下，应考虑对标准曲线和系列稀释的试验样品之间进行平行性考察。应选取高浓度试验样品（最好采用超出定量上限的样品），用空白基质将其稀释到至少3个不同浓度后进行测定，系列稀释样品间的精密度不应超过30%。如果存在样品稀释非线性的情况（即非平行性），则应按事先的规定予以报告。如果在方法验证期间无法获取真实试验样品，则应在获得真实试验样品后尽快进行平行性考察。

（7）样品稳定性：应使用低、高浓度质控样品考察分析物的稳定性。稳定性考察应包括室温或样品处理温度下的短期稳定性，以及冻-融稳定性。此外，如果试验样品需要长期冻存，则应在可能冻存样品的每个温度下进行长期稳定性考察。每一浓度质控样品应有67%以上的样品浓度在标示值的±20%范围内。

（8）商品化试剂盒：商品化试剂盒可以用来进行试验样品分析，但使用前必须按本指导原则的要求对其进行验证。

2. 部分验证和交叉验证　在二、（二）和二、（三）中叙述的关于验证的各项内容都适用于配体结合分析。

（三）试验样品分析

1. 分析批　配体结合分析中最常使用微孔板，一个微孔板通常为一个分析批。每个微孔板应包含一套独立的标准曲线和质控样品，以校准板间差异。在使用某些平台时，单个样品载体的通量可能有限，此时允许一个分析批包含多个载体。可在该分析批的首个与末个载体各设置一套标准曲线，同时在每一载体上设置质控样品。所有样品均应复孔测定。

2. 试验样品分析的接受标准　对于每个分析批，除锚定点外，标准曲线须有75%以上的校正标样（至少6个）回算浓度在标示值的±20%（定量下限和定量上限为±25%）范围内。

每块板应含有至少2套3水平（低、中、高浓度）的复设质控样品。在试验样品测试过程的验证中，质控样品的复设数量应与试验样品分析一致。每块板至少67%的质控样品应符合准确度在±20%范围以内，精密度不超过20%的标准，且每一浓度水平的质控样品中至少50%符合上述标准。

3. 实际样品再分析　在3.6节中关于实际样品再分析的所有论述均适用于配体结合分析。再分析样品的接受标准为初测浓度与复测浓度都在二者均值的±30%范围内，再分析样品中至少67%以上应符合该接受标准。

五、试验报告

（一）方法验证报告

如果方法验证报告提供了足够详细的信息，则可以引用主要分析步骤的标准操作规程标题，否则应该在报告后面附上这些标准操作规程的内容。

全部源数据应该以其原始格式保存，并根据要求提供。

应该记录任何对验证计划的偏离。

方法验证报告应该包括至少下列信息。

（1）验证结果概要。

（2）所用分析方法的细节，如果参考了已有方法，给出分析方法的来源。

（3）摘要叙述分析步骤（分析物，内标，样品预处理、提取和分析）。

（4）对照标准品（来源，批号，分析证书，稳定性和储存条件）。

（5）校正标样和质控样品（基质，抗凝剂，预处理，制备日期和储存条件）。

（6）分析批的接受标准。

（7）分析批所有分析批列表，包括校正范围、响应函数、回算浓度、准确度；所有接受分析批的质控样品结果列表；储备液、工作溶液、质控在所用储存条件下的稳定性数据；选择性、定量下限、残留、基质效应和稀释考察数据。

（8）方法验证中得到的意外结果，充分说明采取措施的理由。

（9）对方法或对标准操作规程的偏离。

所有测定及每个计算浓度都必须出现在验证报告中。

（二）样品分析报告

样品分析报告应该引用该试验样品分析的方法验证报告，还应包括对试验样品的详细描述。

全部源数据应该以其原始格式保存，并根据要求提供。

应该在分析报告中讨论任何对试验计划、分析步骤或标准操作规程的偏离。

分析报告应至少包括下列信息。

（1）对照标准品。

（2）校正标样和质控样品的储存条件。

（3）简要叙述分析批的接受标准，引用特定的试验计划或标准操作规程。

（4）样品踪迹（接收日期和内容，接收时样品状态，储存地点和条件）。

（5）试验样品分析：所有分析批和试验样品列表，包括分析日期和结果；所有接受的分析批的标准曲线结果列表；所有分析批的质控结果列表，落在接受标准之外的数值应该清楚标出。

（6）失败的分析批数目和日期。

（7）对方法或标准操作规程的偏离。

（8）重新分析结果。

试验样品再分析的结果可以在方法验证报告、样品分析报告或者在单独的报告中提供。

对于生物等效性试验等，应在样品分析报告之后按规定附上受试者分析批的全部色谱图，包括相应的质控样品和校正标样的色谱图。

（莎日娜）

附录五 普通口服固体制剂溶出度试验技术指导原则

一、前言

本指导原则适用于普通口服固体制剂，包括以下内容：①溶出度试验的一般要求；②根据生物药剂学特性建立溶出度标准的方法；③溶出曲线比较的统计学方法；④体内生物等效性试验豁免（即采用体外溶出度试验代替体内生物等效性试验）的一般考虑。

本指导原则还针对药品的处方工艺在批准后发生变更时，如何通过溶出度试验确认药品质量和疗效的一致性提出了建议。附录对溶出度试验的方法学、仪器和操作条件进行了概述。

二、背景

固体制剂口服给药后，药物的吸收取决于药物从制剂中的溶出或释放、药物在生理条件下的溶解以及在胃肠道的渗透。由于药物的溶出和溶解对吸收具有重要影响，因此，体外溶出度试验有可能预测其体内行为。基于上述考虑，建立普通口服固体制剂（如片剂和胶囊）体外溶出度试验方法，有下列作用：①评价药品批间质量的一致性；②指导新制剂的研发；③在药品发生某些变更后（如处方、生产工艺、生产场所变更和生产工艺放大），确认药品质量和疗效的一致性。

在药品批准过程中确定溶出度标准时，应考虑到药物的溶解性、渗透性、溶出行为及药代动力学特性等因素，以保证药品批间质量的一致性、变更以及工艺放大前后药品质量的一致性。

对于新药申请，应提供关键临床试验和 / 或生物利用度试验用样品以及其他人体试验用样品的体外溶出度数据。对于仿制药申请，应在溶出曲线研究的基础上制定溶出度标准。无论是新药还是仿制药申请，均应根据可接受的临床试验用样品、生物利用度和 / 或生物等效性试验用样品的溶出度结果，制定溶出度标准。

三、生物药剂学分类系统

根据药物的溶解性和渗透性，推荐以下生物药剂学分类系统（BCS）。1 类：高溶解性—高渗透性药物；2 类：低溶解性—高渗透性药物；3 类：高溶解性—低渗透性药物；4 类：低溶解性—低渗透性药物。

上述分类原则可作为制定体外溶出度质量标准的依据，也可用于预测能否建立良好的体内-体外相关性（IVIVC）。在 37℃ ±1℃下，测定最高剂量单位的药物在 250ml pH 介于 1.0 和 8.0 之间的溶出介质中的浓度，当药物的最高剂量除以以上介质中的药物浓度小于或等于 250ml 时，可认为是高溶解性药物。一般情况下，在胃肠道内稳定且吸收程度高于 85% 或有证据表明其良好渗透性的药物，可认为是高渗透性药物。

在禁食状态下，胃内滞留（排空）$T_{50\%}$时间为15～20分钟。对于高溶解性—高渗透性（1类）及某些情况下的高溶解性—低渗透性（3类）药物制剂，以0.1mol/L HCl为介质，在适当的溶出度试验条件下，15分钟的溶出度大于85%时，可认为药物制剂的生物利用度不受溶出行为的限制，即制剂的行为与溶液相似。在这种情况下，胃排空速度是药物吸收的限速步骤。如果药物制剂溶出比胃排空时间慢，建议在多种介质中测定溶出曲线。

对于低溶解性—高渗透性药物（2类），溶出是药物吸收的限速步骤，有可能建立较好的体内外相关性。对于此类制剂，建议在多种介质中测定溶出曲线。

对于高溶解性—低渗透性药物（3类），渗透是药物吸收的限速步骤，可能不具有好的体内外相关性，吸收程度取决于溶出速率与肠转运速率之比。

对于低溶解性—低渗透性药物（4类），制备口服制剂比较困难。

四、溶出度标准的建立

建立体外溶出度标准的目的是保证药品批间质量的一致性，并提示可能的体内生物利用度问题。对于新药申请，应根据可接受的临床试验样品、关键生物利用度试验和/或生物等效性试验用样品的溶出数据以及药品研发过程中的经验，确定溶出度标准。如果稳定性研究批次、关键临床试验批次及拟上市的样品生物等效，也可根据稳定性研究用样品的数据制定溶出度标准。

对于仿制药申请，应根据可接受的生物等效性试验用样品的溶出数据，确定溶出度标准。一般仿制药的溶出度标准应与参比制剂一致。如果仿制药的溶出度与参比制剂存在本质差异，但证明体内生物等效后，该仿制药也可建立不同于参比制剂的溶出度标准。建立了药品的溶出度标准后，药品在有效期内均应符合该标准。

普通口服固体制剂可采用下列两种溶出度控制方法：

1. 单点检测　可作为常规的质量控制方法，适用于快速溶出的高溶解性药物制剂。

2. 两点或多点检测

（1）可反映制剂的溶出特征。

（2）作为某些类型药物制剂的常规质量控制检验（如卡马西平等水溶性差且缓慢溶解的药物制剂）。

采用两点或多点溶出度检测法，能更好地反映制剂的特点，有助于质量控制。

（一）新化合物制剂溶出度标准的建立

考察药物制剂的溶出度特征应考虑药物的pH-溶解度曲线及p*K*a，同时，测定药物的渗透性或辛醇/水分配系数可能有助于溶出方法的选择和建立。应采用关键临床试验和/或生物利用度试验用样品的溶出度数据作为制定溶出度标准的依据。如果拟上市样品与关键临床试验中所用样品处方存在显著差异，应比较两种处方的溶出曲线并进行生物等效性试验。

应在适当、温和的试验条件下进行溶出度试验，比如篮法 50～100 转 / 分或浆法 50～75 转 / 分，取样间隔 15 分钟，获得药品的溶出曲线，并在此基础上制定溶出度标准。对于快速溶出的药物制剂，可能需要以 10 分钟或更短的间隔期取样，以绘制获得完整的溶出曲线。对于高溶解性（BCS 1 类和 3 类）和快速溶出的药物制剂，大多数情况下，标准中采用单点控制即可，取样时间点一般为 30～60 分钟，溶出限度通常应为不少于 70%～85%。对于溶出较慢或水溶性差的药物（BCS 2 类），根据疗效和 / 或副作用的特点，可采用两点检测法进行药品的溶出控制，第一点在 15 分钟，规定一个溶出度范围，第二个取样点（30、45 或 60 分钟）时的溶出量应不低于 85%。药品在整个有效期内均应符合制定的溶出度标准。如果制剂的溶出特性在储存或运输过程中发生改变，应根据该样品与关键临床试验（或生物等效试验）用样品的生物等效性结果，决定是否变更溶出度标准。为了保证放大生产产品以及上市后发生变更的产品持续的批间生物等效性，其溶出曲线应与获得审批的生物等效批次或关键临床试验批次的溶出曲线一致。

（二）仿制药溶出度标准的建立

根据参比制剂是否有公开的溶出度试验方法，可考虑以下三种仿制药溶出度标准建立方法：

（1）《中国药典》或国家药品标准收载溶出度试验方法的品种建议采用《中国药典》或国家药品标准收载的方法。应取受试和参比制剂各 12 片（粒），按照 15 分钟或更短时间间隔取样，进行溶出曲线的比较。必要时，应进行不同溶出介质或试验条件下的溶出度试验，并根据试验数据确定最终的溶出度标准。复方制剂的国家药品标准未对所有成分进行溶出度测定时，应对所有成分进行溶出研究并确定在标准中是否对所有成分进行溶出度检查。

（2）国家药品标准未收载溶出度试验方法但可获得参考方法的品种建议采用国外药典或参比制剂的溶出度测定方法，应取受试和参比制剂各 12 片（粒），按照 15 分钟或更短时间间隔取样，进行溶出曲线的比较。必要时，应进行不同溶出介质或试验条件下的溶出度试验，并根据试验数据确定最终的溶出度标准。

（3）缺乏可参考的溶出度试验方法的品种建议在不同溶出度试验条件下，进行受试制剂和参比制剂溶出曲线的比较研究。试验条件可包括不同的溶出介质（pH 1.0～6.8）、加入或不加表面活性剂、不同的溶出装置和不同的转速。应根据生物等效性结果和其他数据制定溶出度标准。

（三）特例-两点溶出试验

对于水溶性较差的药物（如卡马西平），为保证药品的体内行为，建议采用两个时间点的溶出度试验或溶出曲线法进行质量控制。

（四）绘图或效应面法

绘图法是确定关键生产变量（CMV）与体外溶出曲线及体内生物利用度数据

效应面之间相关性关系的过程。关键生产变量包括可显著影响制剂体外溶出度的制剂处方组成、工艺、设备、原材料和方法的改变。该方法的目的是制定科学、合理的溶出度标准，保证符合标准的药品具有生物等效性。已有几种试验设计可用于研究 CMV 对药品性能的影响。其中一种方法如下：

（1）采用不同的关键生产参数制备两个或更多的样品制剂，并研究其体外溶出特征。

（2）采用一定受试者（比如 $n \geqslant 12$），对具有最快和最慢溶出度特征的样品与参比制剂或拟上市样品进行体内对比试验。

（3）测定这些受试样品的生物利用度及体内外关系。具有极端溶出度特征的样品亦称为边缘产品。如果发现具有极端溶出度特征的样品与参比制剂或拟上市样品具有生物等效性，则将来生产的溶出特征符合规定的产品可保持生物等效。通过此项研究，可以为溶出度限度的合理设定提供依据。

采用绘图方法确定的药品溶出度标准可更好地确保稳定的药品质量和性能。根据研究的样品数，绘图研究可提供体内外相关性信息和/或体内数据与体外数据间的关系。

（五）体内-体外相关性

对于高溶解性（BCS 1 类和 3 类）药物，采用常规辅料和生产技术制备的普通口服固体制剂，建立体内外相关性较为困难。对于水溶性差（如 BCS 2 类）的药物，有可能建立体内外相关性。

对于一种药物制剂，如果能够建立其体内体外相关性，则采用溶出度试验来预测药物制剂体内行为的质控意义就会显著提高，通过体外溶出度测定就可区分合格和不合格的产品。溶出度合格的产品应是体内生物等效的产品，而不合格的产品则不具有生物等效性。为建立药品的体内体外相关性，应该至少得到三批具有不同体内或体外溶出行为的样品数据。如果这些样品的体内行为不同，可以通过调整体外溶出度试验的条件，使体外的数据能够反映体内行为的变化，从而建立体外-体内相关性。如果这些批次的体内行为没有差异，但体外溶出特性有差别，则可能需要通过调整溶出度试验条件使其体外测定结果相同。大多情况下，体外溶出度试验比体内试验具有更高的灵敏性和更强的区分能力。因此，从质量保证的角度，建议采用较灵敏的体外溶出度试验方法，这样可以在药品的体内行为受到影响之前及时发现药品质量的变动。

（六）溶出度标准的验证和确认

一种体外检验方法的验证，可能需要通过体内研究来确认。在此情况下，应选用处方相同但关键工艺参数不同的样品开展研究。制备两批体外溶出行为不同的样品（绘图法），进行体内测试。如果两批样品显示了不同的体内行为，则可认为该体外溶出度试验方法得到了验证。但如果两批样品的体内行为没有差异，则可认为在绘图法中得到的溶出度数据作为溶出限度的合理性得到确认。总之，需要对溶出度标准进行验证或者确认。

五、溶出曲线的比较

药品上市后发生较小变更时，采用单点溶出度试验可能就足以确认其是否未改变药品的质量和性能。发生较大变更时，则推荐对变更前后产品在相同的溶出条件下进行溶出曲线比较。在整体溶出曲线相似以及每一采样时间点溶出度相似时，可认为两者溶出行为相似。可采用非模型依赖法或模型依赖方法进行溶出曲线的比较。

（一）非模型依赖法

1. 非模型依赖的相似因子法 采用差异因子（f_1）或相似因子（f_2）来比较溶出曲线是一种简单的非模型依赖方法。差异因子（f_1）法是计算两条溶出曲线在每一时间点的差异（%），是衡量两条曲线相对偏差的参数，计算公式如下：

$$f_1=\left\{\left[\sum_{t=1}^{n}\left|R_t-T_t\right|\right]/\left[\sum_{t=1}^{n}R_t\right]\right\}\cdot 100$$

其中 n 为取样时间点个数，R_t 为参比样品（或变更前样品）在 t 时刻的溶出度值，T_t 为试验批次（变更后样品）在 t 时刻的溶出度值。

相似因子（f_2）是衡量两条溶出曲线相似度的参数，计算公式如下：

$$f_2=50\cdot\log\left\{\left[1+\left(\frac{1}{n}\right)\sum_{t=1}^{n}\left(R_t-T_t\right)^2\right]^{-0.5}\cdot 100\right\}$$

其中 n 为取样时间点个数，R_t 为参比样品（或变更前样品）在 t 时刻的溶出度值，T_t 为试验批次（变更后样品）在 t 时刻的溶出度值。

差异因子和相似因子的具体测定步骤如下：

（1）分别取受试（变更后）和参比样品（变更前）各 12 片（粒），测定其溶出曲线。

（2）取两条曲线上各时间点的平均溶出度值，根据上述公式计算差异因子（f_1）或相似因子（f_2）。

（3）f_1 值越接近 0，f_2 值越接近 100，则认为两条曲线相似。一般情况下，f_1 值小于 15 或 f_2 值高于 50，可认为两条曲线具有相似性，受试（变更后）与参比产品（变更前）具有等效性。

这种非模型依赖方法最适合于三至四个或更多取样点的溶出曲线比较，采用本方法时应满足下列条件：

（1）应在完全相同的条件下对受试和参比样品的溶出曲线进行测定。两条曲线的取样点应相同（如 15、30、45、60 分钟）。应采用变更前生产的最近一批产品作为参比样品。

（2）药物溶出量超过 85% 的取样点不超过一个。

（3）第一个取样时间点（如 15 分钟）的溶出量相对标准偏差不得超过 20%，其余取样时间点的溶出量相对标准偏差不得超过 10%。

（4）当受试制剂和参比制剂在 15 分钟内的溶出量≥ 85% 时，可以认为两者溶出行为相似，无需进行 f_2 的比较。

2. 非模型依赖多变量置信区间法　对于批内溶出量相对标准偏差大于 15% 的药品，可能更适于采用非模型依赖多变量置信区间方法进行溶出曲线比较。建议按照下列步骤进行：

（1）测定参比样品溶出量的批间差异，然后以此为依据确定多变量统计矩（multivariate statistical distance，MSD）的相似性限度。

（2）确定受试和参比样品平均溶出量的多变量统计矩。

（3）确定受试和参比样品实测溶出量多变量统计矩的 90% 置信区间。

（4）如果受试样品的置信区间上限小于或等于参比样品的相似性限度，可认为两个批次的样品具有相似性。

（二）模型依赖法

已有一些拟合溶出度曲线的数学模型的报道。采用这些模型比较溶出度曲线，建议采取以下步骤：

1. 选择最适当的模型比较拟合标准批次、改变前批次和已批准受试批次的溶出曲线。建议采用不多于三个参数的模型（如线性模型、二次模型、对数模型、概率模型和威布尔模型）。

2. 根据各样品的溶出数据绘制溶出曲线并采用最合适的模型拟合。

3. 根据参比样品拟合模型的参数变异性，设定相似区间。

4. 计算受试和参比样品拟合模型参数的 MSD。

5. 确定受试与参比样品间溶出差异的 90% 置信区间。

6. 比较置信区间与相似性限度。如果置信区间落在相似性限度内，可认为受试与参比样品具有相似的溶出曲线。

六、普通口服固体制剂上市后变更的溶出度研究

在《已上市化学药品变更研究技术指导原则》中，对于普通口服固体制剂批准上市后的变更，根据变更程度，已经对研究验证内容及申报资料要求进行了阐述。根据变更程度和药物的生物药剂学特点，指导原则中提出了相应的体外溶出度试验要求以及体内生物等效性研究要求。根据药物的治疗窗、溶解性及渗透性的不同，对体外溶出度试验条件的要求也不同。对于该指导原则中未提及的处方变更，建议在多种介质中进行溶出比较试验。对于生产场所的变更、放大设备变更和较小的工艺变更，溶出度试验应足以确认产品质量和性能是否有改变。该指导原则推荐采用非模型依赖相似因子（f_2）方法进行溶出度的对比研究，以确认变更前后产品质量是否一致。

七、体内生物等效性试验的豁免

对于多规格药品，溶出度比较试验还可用于申请小剂量规格药品体内生物等效性试验的豁免。

当药物具有线性动力学的特点且不同剂量规格药品处方组成比例相似时，可对最大剂量规格的药品开展生物等效性研究，基于充分的溶出度比较试验，可以豁免小剂量规格药品的体内研究。处方组成比例相似性的判定可参见《已上市化学药品变更研究技术指导原则》中“变更药品处方中已有药用要求的辅料”项下的相应内容。新增规格药品生物等效豁免与否，取决于新增规格与原进行了关键生物等效性试验规格药品的溶出曲线比较结果及处方组成的相似性。溶出曲线的比较应采用本指导原则第五部分项下所述的方法进行测定和评价。

附 溶出度试验条件

一、仪器

篮法和桨法是目前最常用的溶出度测定方法，具有装置简单、耐用及标准化的特点，适用于大部分口服固体制剂。《中国药典》收载的小杯法可视为桨法，适用于低剂量规格固体制剂的溶出试验。

通常应选用《中国药典》收载的方法，如篮法和桨法，必要时可采用往复筒法或流通池法进行体外溶出度试验。

对于某些药品或剂型，必须采用专门的溶出装置时，应进行详细的论证，充分评价其必要性和可行性。首先应考虑对法定方法进行适当的改装，确定是否能满足质量控制的要求。随着对生命科学及药剂学的深入研究，可能需要对溶出度方法及试验条件进行改进，以保证获得更好的体内外相关性。

二、溶出介质

（一）溶出介质的选择

溶出度试验应尽可能在生理条件下进行，这样可以从药品体内行为的角度，更好地理解体外溶出数据。但常规的溶出度试验条件不需要与胃肠环境严格一致，应根据药物的理化性质和口服给药后可能的暴露条件确定适当的介质。

溶出介质的体积一般为500、900或1000ml，溶出介质的体积最好能满足漏槽条件，一般应采用pH 1.2～6.8的水性介质。可采用不含酶的pH1.2、pH6.8的溶出介质作为人工胃液和人工肠液。特殊情况下，可采用高pH的溶出介质，但一般不应超过pH8.0。

有研究表明，胶囊制剂在贮存过程中，由于明胶的交联作用可能会形成膜壳，因此可能需要在介质中加入胃蛋白酶或胰酶，以促使药物的溶出。但应根据具体情况考虑是否在人工胃液或人工肠液中加入酶，并充分证明其合理性。

另外，尽量不采用水作为溶出介质，因为其pH和表面张力可能随水的来源不同而不同，且在试验过程中也可能由于药物、辅料的影响而有所改变。对于不溶于水或难溶于水的药物，可考虑在溶出介质中加入十二烷基硫酸钠或其他适当的表面活性剂，但需充分论证加入的必要性和加入量的合理性。另外，由于表面活性剂的质量可能存在明显差异，应注意不同质量的表面活性剂对试验结果带来的显著影响。使用标准化的或高纯度的表面活性剂可避免上述影响。

不建议在溶出介质中使用有机溶剂。某些药物制剂和组分对溶出介质中溶解的空气较为敏感，因此需要进行脱气处理。

（二）溶出介质的配制

不同溶出介质的pH见附表5-1。

附表5-1　溶出介质

溶出介质	pH	溶出介质	pH
盐酸溶液	1.0～2.2	醋酸盐或磷酸盐缓冲液	4.5～5.8
醋酸盐缓冲液	3.8～4.0	磷酸盐缓冲液	6.8～8.0

上述各溶出介质的组成和配制详述如下：

1. 盐酸溶液　取附表5-2中规定量的盐酸，加水稀释至1000ml，摇匀，即得。

附表5-2　盐酸溶液的配制

pH	1.0	1.2	1.3	1.4	1.5	1.6	1.7	1.8	1.9	2.0	2.1	2.2
盐酸（ml）	9.00	7.65	6.05	4.79	3.73	2.92	2.34	1.84	1.46	1.17	0.92	0.70

2. 醋酸盐缓冲液　2mol/L醋酸溶液：取120.0g（114ml）冰醋酸用水稀释至1000ml，即得。取附表5-3中规定物质的取样量，加水溶解并稀释至1000ml，摇匀，即得。

附表5-3　醋酸盐缓冲液的配制

pH	3.8	4.0	4.5	5.5	5.8
醋酸钠取样量（g）	0.67	1.22	2.99	5.98	6.23
2mol/L醋酸溶液取样量（ml）	22.6	20.5	14.0	3.0	2.1

3. 磷酸盐缓冲液　0.2mol/L磷酸二氢钾溶液：取27.22g磷酸二氢钾，用水溶解并稀释至1000ml。0.2mol/L氢氧化钠溶液：取8.00g氢氧化钠，用水溶解并稀释至1000ml。取250ml 0.2mol/L磷酸二氢钾溶液与附表5-4中规定量的0.2mol/L氢氧化钠溶液混合后，再加水稀释至1000ml，摇匀，即得。

附表 5-4 磷酸盐缓冲液

pH	4.5	5.5	5.8	6.0	6.2	6.4	6.6
0.2mol/L 氢氧化钠溶液（ml）	0	9.0	18.0	28.0	40.5	58.0	82.0
pH	6.8	7.0	7.2	7.4	7.6	7.8	8.0
0.2mol/L 氢氧化钠溶液（ml）	112.0	145.5	173．5	195.5	212.0	222.5	230.5

以上为推荐采用的溶出介质配制方法，如有特殊情况，研究者也可根据研究结果采用其他的溶出介质以及相应的配制方法。

三、温度、转速及其他

所有普通口服制剂的溶出试验均应在 37℃ ±0.5℃的条件下进行。溶出度试验过程中应采用较缓和的转速，使溶出方法具有更好的区分能力。一般情况下篮法的转速为 50 ～ 100 转 / 分；桨法的转速为 50 ～ 75 转 / 分。

对于容易产生漂浮的片剂或胶囊，在建立溶出度测定方法时建议采用篮法。当必须采用桨法时，可使用沉降篮或其他适当的沉降装置。

（王玉华）